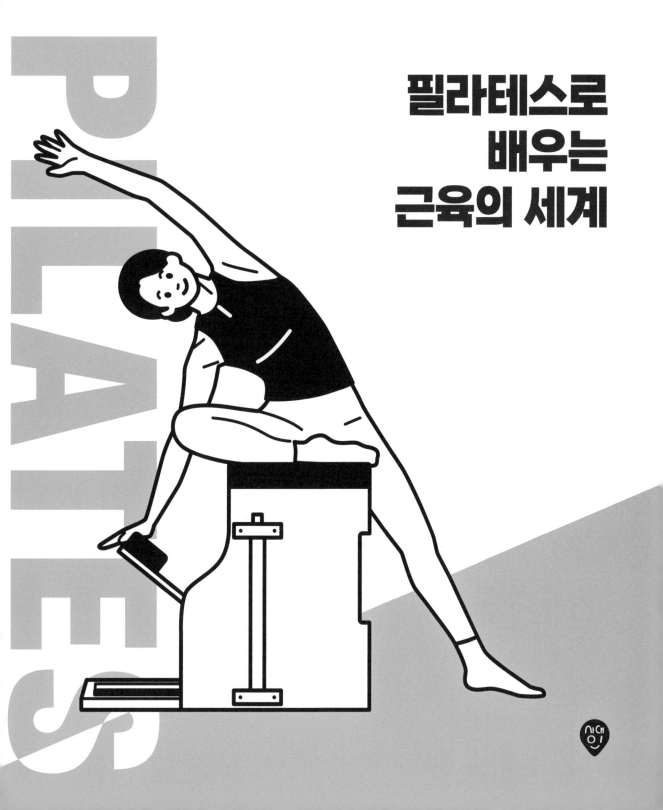

필라테스 수업으로 배우는 우리 몸, 근육

최근 몇 년 사이에 필라테스는 우리에게 꽤 친숙한 운동이 되었어요. 이제는 대로변에서 필라테스라고 크게 적힌 간판을 찾는 게 어렵지 않습니다.

필라테스는 백여 년 전 독일인 조셉 필라테스가 미국 뉴욕으로 건너가 만든 운동이에요. 조셉은 급격한 산업화가 우리 몸의 근골격계에 나쁜 영향을 줄 거라고 확신하던 사람이었어요. 편리함에 길든 현대인의 몸을 자연적인 몸 상태로 회복시키는 것이 이 운동을 만든 분명한 목적이었습니다. 조셉 사후에 의학은 엄청나게 발달했어요. 지금의 해부학 책을 그가 본다면 아마도 입을 다물지 못할 거예요. 의학 정보를 손쉽게 얻을 수 있는 현대의 필라테스 강사들은 수업 중에 뼈와 근육, 관절의 이름을 자주 사용하게 되었어요. 회원님들 역시 고관절, 둔근, 요추와 같은 단어를 이미 알고 계신 경우가 대부분이고요. 그런데 수업을 듣다 보면 궁금증이 생기는 부분도 있으실 거예요. 단어 자체는 알고 있는데 막상 누군가가 "그게 어디에 있는 거죠?"라고 물으면 자신 있게 대답하기는 어려운 그런 애매한 느낌말이죠. 강사에게 직접 물어보기에는 좀 망설여지고, 정확한 스펠링을 모르다 보니 검색을 해볼 수도 없어서 난감하신 적도 있으실 거예요.

필라테스가 대중적인 운동으로 자리매김하는 사이, 아직 필라테스 용어를 쉽게 알려주는 책은 등장하지 않았던 것 같아요. 이 책에서 여러분들이 필라테스를 배우면서 한 번쯤 궁금증을 가져보았을 만한 내용을 수업 중에 자주 등장하는 큐잉[1]을 통해 한번 알아보려 합니다.

---

1) 필라테스 강사가 회원에게 동작을 가르칠 때 사용하는 언어를 말해요.

책이 시작되기 전에 뼈와 인대, 그리고 근육에 대해 간략히 설명해 드릴게요. 우선 우리 몸을 이루는 수많은 뼈가 바닥에 놓여 있다고 상상해 보세요. 이 뼈를 사람 몸의 형태로 만들려면 일단은 뼈와 뼈 사이를 연결해야겠죠. 이렇게 뼈 사이를 '연결하는 곳'을 우리는 관절이라고 부릅니다. 관절의 주변에는 끈과 같은 도구로 관절 주위를 칭칭 감아 더욱 단단하게 고정하는 구조물도 있는데요. 여기에서 끈이 바로 인대에 해당한다고 볼 수 있겠습니다. 이렇게 뼈들이 줄줄이 연결되었다고 하더라도 뼈와 관절, 인대만으로는 중력을 버텨내며 자리에서 일어설 수가 없어요. 이제 근육이 등장할 차례이죠! 근육은 대부분 인대보다 크기도 크고 탄성이 있으며, 혈액을 잔뜩 보유하고 있기 때문에 붉은빛을 띱니다. 약간의 손상이 생기더라도 혈액으로부터 산소와 영양분을 충분히 공급받을 수 있어서 회복력이 무척 빠르죠. 붉은빛의 근육은 뼈와 붙는 곳에서는 하얀색의 건(Tendon) 형태로 바뀌는데요. 건 조직은 색깔이 하얘서 인대로 오해받는 일이 흔합니다. 건은 '근육이 뼈에 붙는 방식'이며, '근육의 일부'라는 점을 기억해 주세요. 그러므로 필라테스 동작에서 '텐던 스트레치'라는 표현이 나올 때, 이것을 그냥 '근육 스트레치'로 해석하셔도 무방합니다.

근육을 장착한 뼈는 이제야 비로소 일어서고, 걷고, 뛸 수 있게 됩니다. 아무리 멋지게 조립된 골격이라고 해도 근육이 없으면 그저 바닥에 놓인 뼈대 더미일 뿐이죠. "근육만이 답이다", "근육이 가장 중요하다"라는 이야기가 왜 나오게 되었는지 아시겠죠?

[차 례]

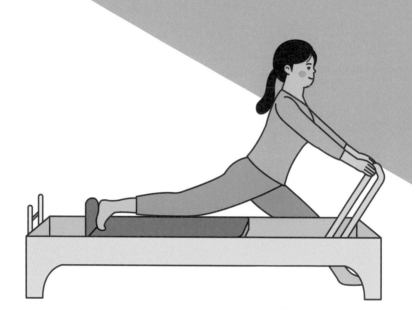

Pilates
Lesson

1교시

> 회원님 호흡 깊게 내쉬면서
> 갈비뼈 닫으세요

[필라테스 동작]

헌드레드(Hundred)

천장을 보고 누운 상태에서 머리를 들어주세요. 두 다리를 모아 쭉 뻗은 채로 바닥으로부터 45도 각도로 들어 올립니다. 양팔은 쭉 펴서 5cm 정도 들어 올린 다음, 위아래로 힘차게 움직여 볼게요. 한 번 움직일 때마다 한 번의 호흡을 할 텐데요. 팔을 다섯 번 흔들면서 그 박자에 맞추어 호흡도 다섯 번 마십니다. 바로 이어서 다섯 번 내쉬는 호흡을 할게요. 역시 팔을 위아래로 힘차게 움직이면서 다섯 번을 내쉽니다. 이렇게 호흡을 마시고 내쉬는 것을 10번 반복하면 1회입니다. 이 동작을 총 10회 반복해 주세요.

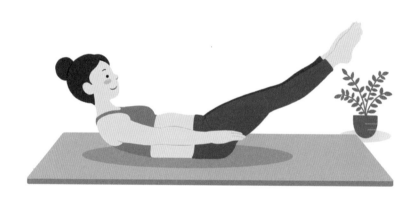

"갈비뼈 닫으세요."

필라테스 동작을 할 때 이런 큐잉을 많이 들어보셨죠? "갈비뼈 닫으세요"라는 큐잉은 내쉬는 호흡을 강조할 때 주로 사용되지요. 성인의 경우 평균적으로 내쉬는 숨의 최대치가 거의 5L[1]에 이르기 때문에 강사

---

1) 우리가 의식하지 않고 편하게 호흡할 때가 0.5L 정도라고 해요.

는 여러분께 자꾸만 '더' 내쉬라고 강조하는 거랍니다. 여러분이 마신 공기 중에 들어있는 산소는 폐를 통해 혈액으로 전달되고, 그 혈액이 온몸 구석구석까지 신선한 산소를 로켓배송 해주기 때문에 호흡은 정말로 중요합니다.

'쥐어짜듯이' 숨을 내쉬는 것이 일상적인 일이 아니기 때문에 강사는 되도록 직관적인 큐잉을 사용하려고 노력합니다. 이때 사용할 수 있는 좋은 지표 중 하나가 바로 갈비뼈예요. 그래서 강사는 최대치의 호기(내쉬는 숨)를 유도하기 위해 "갈비뼈 닫으세요"와 같은 큐잉을 하는 거랍니다.

우리가 깊은 호흡을 할 때 많이 쓰이는 근육이 횡격막과 늑간근인데요. 둘 다 근육이기 때문에 지속적으로 사용하면 그 기능이 점점 좋아집니다. 필라테스를 꾸준히 했을 때 호흡량이 늘어난다는 사실, 알고 계셨나요?

각 근육에 대해 자세한 이야기를 하기 전에 두 근육의 위치를 보여드릴게요. 맨 왼쪽의 그림이 횡격막을 정면에서 본 모습이고, 오른쪽 두 개의 그림은 늑간근을 각각 정면과 후면에서 본 모습입니다.

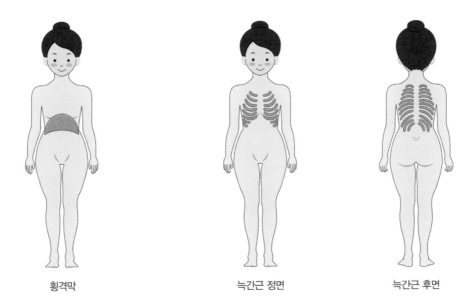

횡격막   늑간근 정면   늑간근 후면

[첫 번째 근육 : 횡격막]

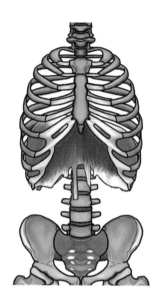

첫 번째로 소개하는 근육은 횡격막(橫隔膜)입니다. 횡격막의 스펠링은 'Diaphragm'이고, '다이아프램'이라고 읽습니다. 한자어 '횡격'은 '가로로 나누다'라는 뜻이고, 원어인 라틴어[2] 'diăphrágma'는 횡격막이라는 뜻이지만 '칸막이'라는 뜻도 가지고 있어요. 여기서 무엇을 나눈다는 건지 궁금하시죠? 횡격막을 기준으로 위쪽은 두 개의 폐와 심장이 있습니다. 생명과 매우 직접적으로 관련된 장기라서 그런지 마치 호위하듯 열두 쌍의 갈비뼈가 촘촘히 그 위를 덮고 있지요. 반면에 횡격막의 아래로는 위, 간, 소장, 대장, 신장 등 많은 장기가 마치 만원 열차 안처럼 빽빽하게 들어차 있습니다. 여성의 경우 자궁도 이곳에 있으니 이 칸막이의 '아래 칸'은 살면서 엄청난 부피 변화를 겪게 되지요.

---

2) 해부학 원어는 최초로 인체를 해부한 곳에서 만들어졌기 때문에 대부분이 라틴어이고, 일부는 히브리어로 구성되어 있어요.

옆의 그림은 횡격막을 정면에서 본 모습인데요. 갈비뼈로 둘러싸인 공간이 바로 폐와 심장이 있는 칸막이(횡격막)의 '위 칸'입니다. 숨을 마시면 위로 솟은 돔 형태의 횡격막이 아래로 내려오고, 숨을 내쉬면 다시 원래의 자리로 올라가게 됩니다. 그런데 만약 헌드레드 동작처럼 긴 시간에 걸쳐 숨을 많이 마시게 되면 횡격막은 아래 칸의 장기들을 밀어내게 되고, 아래 칸은 복부의 양옆과 앞뒤로 확장이 되겠죠.

"필라테스 호흡은 복식 호흡과 흉곽 호흡 중 어느 쪽인가요?"

가끔 이런 질문을 받곤 합니다. 결론부터 말씀드리면 정답은 없습니다. 조셉 필라테스는 언제나 "Full Exhalation", 즉 완전하게 내쉬는 걸 강조했어요. 끝까지 내쉬면 당연히 마시는 양도 많아지니까요. 그러니 '위 칸', '아래 칸' 둘 다 사용하세요. 그것이 좋은 호흡입니다.

[두 번째 근육 : 늑간근]

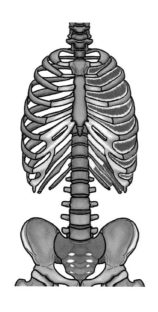

두 번째로 소개할 근육은 바로 늑간근(肋間筋)입니다. 스펠링은 'Intercostal Muscle'이고, '인터코스탈 머슬'이라고 읽습니다. 라틴어로 'costa'가 갈비뼈를 뜻하는데, 여기에 '~사이의'라는 뜻의 영어 'Inter'가 붙어 '갈비뼈 사이의 근육'이라는 단어가 되었지요. 여러분도 아시다시피 갈비뼈의 개수는 한둘이 아닌데요. 그 갈비뼈 사이가 전부 다 근육으로 빈틈없이 채워져 있다고 상상해 본다면 폐와 심장이 '호위를 받는 것 같다'라는 표현이 조금 더 와닿을 것 같습니다.

헌드레드 동작에서 숨을 깊게 마시다 보면 위 칸과 아래 칸이 '팽팽하게' 부풀려지는 느낌이 들면서 갈비뼈로 둘러싸인 위 칸이 '뻐근하게' 늘어나는 느낌이 드실 거예요. 이때 늑간근들은 평소와는 달리 아주 시원하게 스트레칭을 하는 상황이 되지요. 이렇게 자주 늑간근을 움직여주면 점차 뻐근한 느낌이 줄어들고 숨을 깊게 마시고 내쉬는 것도 익숙해집니다.

갈비뼈를 닫으라는 큐잉, 꽤 과학적이라는 느낌이 들지 않으시나요? 횡격막과 늑간근을 다시 한번 떠올리며 드로잉을 해보고, 우리는 다음 큐잉을 들으러 가보겠습니다.

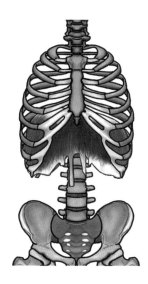
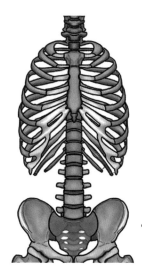
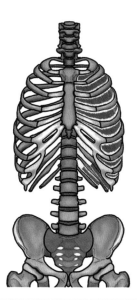
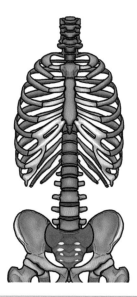

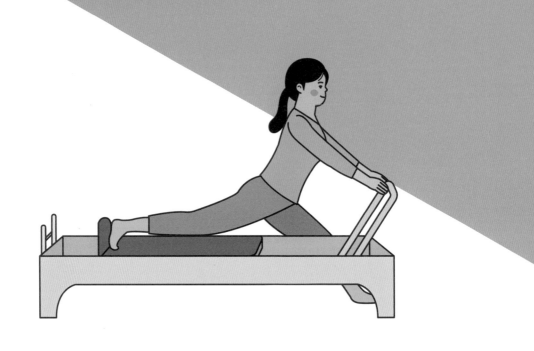

Pilates
Lesson

2교시

\

회원님 턱끝을 가슴 쪽으로
끌어내리고 시선 배꼽 보세요

[필라테스 동작]

싱글 레그 스트레치(Single Leg Stretch)

누운 상태에서 머리를 들어 시선은 배꼽을 바라봐 주세요. 두 다리를 들어 올린 다음, 오른쪽 무릎을 가슴 쪽으로 당겨와 오른손으로는 오른쪽 발목을, 왼손은 오른쪽 무릎 아래를 잡습니다. 왼쪽 다리는 대각선 방향으로 최대한 멀리 뻗어주세요. 오른쪽 다리는 꼭 끌어안고 왼쪽 다리는 먼 곳을 향해 최대한 길게 뻗은 다음, 재빨리 두 다리의 위치를 바꿉니다. 이번에는 왼쪽 다리를 끌어안고 오른쪽 다리를 뻗습니다. 이렇게 왕복하면 1회에 해당합니다. 이 동작을 왕복 6~10회 정도 반복해 주세요.

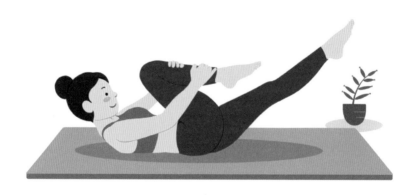

필라테스 레슨에서 '시선'이라는 단어는 매우 중요한 역할을 합니다. 강사로서는 회원님의 신체에서 머리를 터치하기가 매우 조심스럽기 때문인데요. 그래서 머리와 목, 가슴을 향한 큐잉을 할 때는 시선에 관한 이야기를 많이 하게 됩니다. 시선이 어디로 향하느냐에 따라 우리가 흔히 '데콜테[1]'라고 칭하는 부위가 전체적으로 이동한다는 것을 느낄 수 있을 거예요.

---

1) 목과 어깨, 쇄골로 이어지는 신체 부위 또는 그 부위가 강조되는 서양식 드레스의 실루엣이나 맵시를 말해요.

"머리만 내려놓게 해주면 시키는 대로 다 할게요!"

많은 회원님이 이렇게 농담을 하시는 복부 동작들은 안타깝게도 머리를 올리고 있어야만 복부 근육들이 강화돼요. 복부 근육(줄여서 복근이라고 말해요)은 크게 네 종류로 나뉘는데, 이들 모두가 '상체를 구부리는 일[2]'을 담당하고 있기 때문이죠. 복근의 종류를 복직근, 외복사근, 내복사근, 복횡근으로 나누어 이야기하지만, 사실상 이 근육들을 '따로' 사용하는 것은 불가능합니다. 의학적으로는 이러한 분류가 의미 있을지 몰라도 필라테스를 할 때는 특정 복근을 골라서 사용할 수 없다는 사실을 기억해 주세요. 또한 복근 사이에 있는 '근막 공간'을 살펴보면 복근들의 배열 순서를 따지면서 무엇이 더 외부에 있고 내부에 있는지 단정해서 말하기 매우 어렵다는 사실을 알 수 있어요. 2교시에서 각 복근의 기능을 소개하겠지만, 사실상 필라테스에서 복근이라는 단어로 연상되는 이미지는 네 개의 복근을 합쳐놓은 아래의 그림으로 충분합니다.

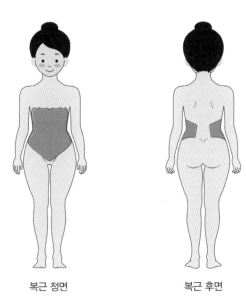

복근 정면   복근 후면

---

2) Trunk Flexion, 몸통 굴곡을 말해요.

[세 번째 근육 : 복직근]

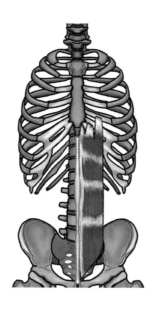

복직근(腹直筋)의 스펠링은 'Rectus Abdominis Muscle'입니다. 여기서 'Rectus'는 라틴어로 '곧은'이라는 뜻의 형용사인데, 복부를 뜻하는 라틴어 'abdómen'과 합쳐져 '곧게 뻗은 복부 근육'이라는 단어로 완성됩니다. 위의 근육 그림에서 빨간색 부분이 볼록하다고 상상해 보면 곧바로 '식스팩'이 연상되지 않나요? 테스토스테론(남성 호르몬)의 영향으로 근육이 쉽게 만들어지는 남성들은 복근이 '식스팩'의 형태로 선명하게 드러나지요. 비교적 테스토스테론의 분비가 적은 여성들은 '11자 복근'의 형태로 나타나거나 복부 중간에 세로선 하나만 두드러져 '1자 복근'의 형태로 보이곤 합니다.

[네 번째 근육 : 외복사근] / [다섯 번째 근육 : 내복사근]

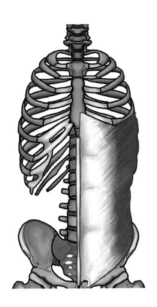 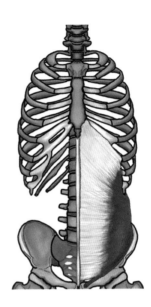

외복사근(外腹斜筋)의 스펠링은 'External Abdominal Oblique Muscle'이고, 이와 비슷한 모양인 내복사근(內腹斜筋)의 스펠링은 'Internal Abdominal Oblique Muscle'입니다. 처음부터 영어였을 것 같은 'External'과 'Internal'도 라틴어로부터 기원한 것으로 보이는데요. 라틴어 'extérnus'는 '외부의'라는 뜻이고, 'intérnus'는 '내부의'라는 뜻입니다. 라틴어 'oblíquus'는 '비스듬한'이라는 뜻의 형용사이므로 이 두 근육의 이름은 '외부의 비스듬한 복부 근육', '내부의 비스듬한 복부 근육'이라는 뜻으로 해석할 수 있습니다.

두 근육은 생김새만큼이나 하는 일도 비슷한데요. 몸통의 회전, 즉 몸을 비트는 움직임과 몸통을 옆으로 기울이는 움직임을 주로 담당하고 있어요. 하지만 이 두 근육 모두 우리가 싱글 레그 스트레치 동작을 하는 동안 '턱끝을 가슴 쪽으로 끌어내리고 시선은 배꼽을 바라볼 수 있게 해주는' 몸통 굴곡의 핵심 근육이기도 하답니다.

[여섯 번째 근육 : 복횡근]

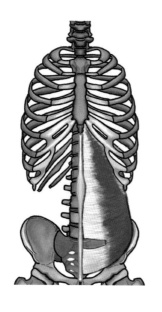

네 종류의 복근 중 마지막은 복횡근(腹橫筋)입니다. 복횡근의 스펠링은 'Transverse Abdominis Muscle'입니다. 한자어 '횡(橫)'과 영어 'Transverse'가 모두 '가로'를 의미하며, 복직근이 세로로 곧은 모양이었던 것에 비해 복횡근은 마치 복대나 코르셋처럼 가로로 복부를 감싸는 듯한 형태를 가지고 있어요.

복횡근은 이런 생김새 덕분에 많은 운동 강사들 사이에서 '문제 해결사'처럼 여겨지곤 하는데요. "복횡근을 강화해야 디스크성 통증이 사라진다", "필라테스에서 파워하우스[3]의 핵심 근육은 바로 복횡근과 골반기저근이다"라고 주장하는 사람들도 있어요.

조셉 필라테스는 파워하우스에 대해서 특정 근육을 지칭한 적이 없습니다. 파워하우스는 객관적이고 절대적인 개념이 아닌, 주관적이고 상대적인 개념이에요. 복근 4개 중에 복횡근만 따로 강화할 수 없다는 것과 파워하우스가 단순히 몇 개의 근육만을 지칭하는 건 아니라는 것을 회원님들도 꼭 아셨으면 합니다.

이제 네 개의 복근을 드로잉 해보고 우리는 다음 필라테스 동작으로 넘어가도록 할게요.

---

[3] 조셉 필라테스가 말한 개념으로 우리 몸에서 중심이 되는 곳. 흔히 알려져 있는 '코어'를 의미해요.

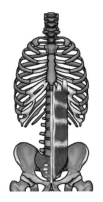
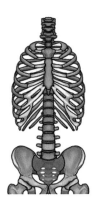
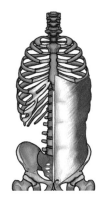
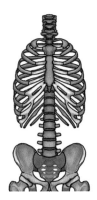

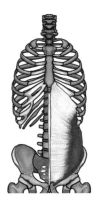
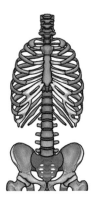
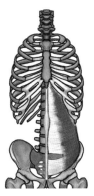
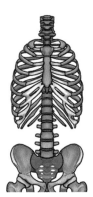

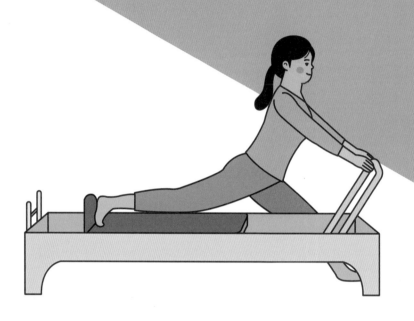

Pilates
Lesson

3교시

회원님 다리가 혼자 알아서
오는 것처럼 해보세요

[필라테스 동작]

씨저스(Scissors)

천장을 보고 누워주세요. 머리를 들어 올린 상태로 양손으로 오른쪽 발목을 잡아 몸 쪽으로 두 번 당깁니다. 두 번째에 얼굴 쪽으로 더 가까이 당겨주세요. 이때 오른쪽 다리는 무릎을 최대한 편 상태를 유지해주세요. 왼쪽 다리는 2교시 싱글 레그 스트레치 동작처럼 멀리 뻗어낼게요. 두 다리의 위치를 바꾸어 이번에는 왼쪽 다리를 두 번 당깁니다. 역시 두 번째에 더 가까이 당겨 다리가 얼굴과 가까워지도록 합니다. 이렇게 하면 1회에 해당합니다. 이 동작을 6~10회 반복해 주세요.

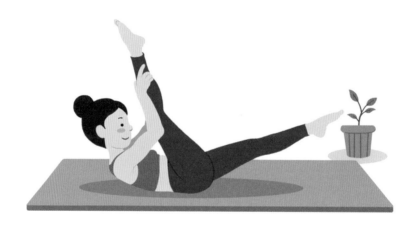

필라테스 운동의 가장 큰 특징은 '안정화(Stabilization)'를 굉장히 강조하는 것인데요. 씨저스처럼 동적인 동작에서 머리와 몸통은 흔들림 없이 고정하고, 팔도 그저 다리가 다가오면 '가볍게 잡아주는' 정도로 쓴다는 건 쉽지 않지요. 강사들도 움직이는 부분보다는 고정되어야 하는 부분에 대한 큐잉을 많이 하게 됩니다.

여기에서 강사들의 고민이 시작되는데요. 교육생 시절에 분명히 "부정적인 언어는 티칭 시에 최대한 사용하지 말라"라고 배우기 때문입니다. "머리 움직이지 마세요", "몸통 흔들리지 않아요"라는 말을 하고 싶은데, 하지 말라고 배웠으니 이것 참 난감하답니다. 이러한 내적 갈등 끝에 필라테스 강사들은 이렇게 큐잉을 하게 되지요.

"다리가 혼자 알아서 움직이는 것처럼 동작을 해보세요!"

씨저스 동작처럼 '골반을 움직이지 않고' 다리가 몸통 쪽으로 가까이 오도록 하려면 장요근이 잘 기능을 해주어야 합니다. 우선 장요근의 위치를 그림으로 보여드린 후에 근육에 대해 자세히 말씀드릴게요.

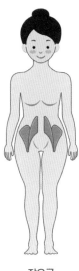

장요근

[일곱 번째 근육 : 장요근]

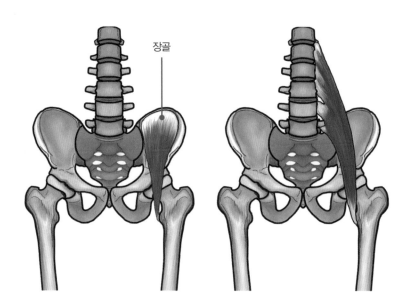

장골

장요근은 장골근과 대요근을 합쳐서 부르는 명칭입니다. 위의 그림에서 왼쪽이 장골근, 오른쪽이 대요근입니다. 이렇게 두 근육을 하나의 이름으로 부르는 이유는 일상적인 움직임에서 두 근육의 하는 일이 같기 때문이에요. 마치 복부의 네 개 근육들이 사실상 하나로 기능했던 것처럼 장골근과 대요근도 기능적으로는 하나의 근육으로 보는 것이죠.

왼쪽 장골근(腸骨筋)의 스펠링은 'Iliacus Muscle'입니다. 골반은 자세히 보면 여러 개의 뼈가 합쳐진 구조물인데요. 그중에서도 가장 넓적하고 큰 뼈인 장골이 라틴어로 'ilium'이고, 장골에 있는 근육이라는 뜻으로 이름이 붙여졌습니다.
오른쪽 대요근(大腰筋)의 스펠링은 'Psoas Major Muscle'입니다. 라틴어로 'psoas'가 '허리 근육'이라는 의미로 척추뼈 중에서도 허리 부분에 근육이 붙어있어서 이름이 지어진 것으로 보입니다.

허리와 골반에서 시작되어 아래쪽으로 내려와 허벅지 뼈인 대퇴골의 가장 윗부분에 붙는 장요근은 흔히 '사타구니를 접는다'라고 표현하는 고관절 굴곡을 담당하는 근육이에요. 씨저스 동작에서 오른쪽 다리가 얼굴로 가까이 오는 상황이라면 오른쪽 장요근이 수축하는 것이고, 왼쪽 다리가 가까이 오는 상황이라면 왼쪽 장요근이 수축하고 있는 것입니다.

그럼 이제 장요근을 드로잉 해보고 다음 필라테스 동작으로 넘어가도록 할게요.

필라테스로 배우는
근육의 세계

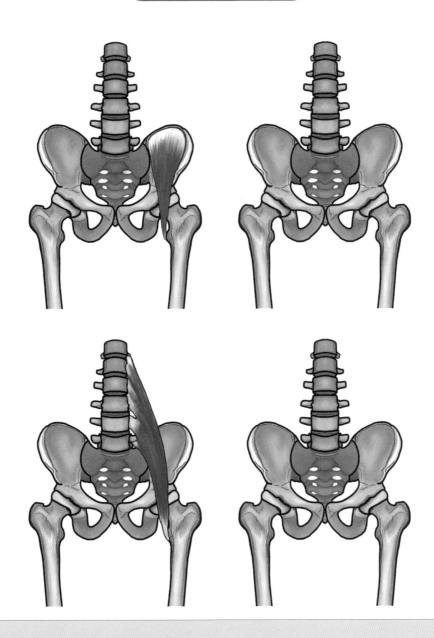

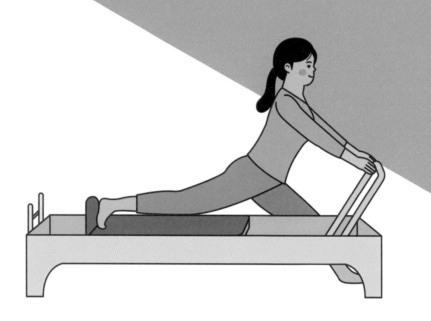

Pilates
Lesson

Pilates
Lesson

4교시

\

회원님 이건 팔 운동이
아니에요

[필라테스 동작]

오픈 레그 로커(Open Leg Rocker)

앉은 자세에서 오른손으로는 오른쪽 발목을, 왼손으로는 왼쪽 발목을 잡아 두 발을 몸 쪽으로 당겨옵니다. 손으로 발목을 잡은 상태에서 오른쪽 다리를 천천히 매트 위에서 들어 올리기 시작합니다. 발끝을 포인한 상태에서 무릎을 최대한 펴서 유지한 다음, 천천히 다리를 내립니다. 이번에는 왼쪽 다리를 들어 올립니다. 역시 최대한 무릎을 펴고 잠시 유지한 뒤 내려놓습니다. 이렇게 좌우 양쪽을 한 번씩 해본 뒤에, 동시에 두 다리를 들어 올려 볼게요. 균형을 잡았다면 양쪽 무릎을 최대한 펴주세요. 이때 두 다리 사이의 간격은 어깨너비 정도로 유지합니다. 마음속으로 천천히 10초를 센 후에 다리를 내려놓아 주세요.

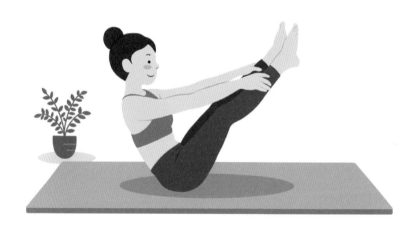

보기에는 쉽게 느껴지는 이 동작, 막상 해보면 팔다리가 부들부들 떨리는 게 신기하고 재미있다는 이야기를 많이 듣습니다. 굳이 무릎을 다 펴지 않아도 팔다리가 부들부들 떨리면서 이미 힘든 동작이지만, 필라테스 강사들은 다음과 같은 큐잉을 드립니다.

"무릎 더 펴보세요."

"팔의 힘은 풀어보세요."

이런 큐잉을 드리는 것에는 나름의 이유가 있는데요. 오픈 레그 로커 동작에서 다리의 힘을 조절하며 무릎을 펴려고 할 때 사용되는 근육이 있기 때문입니다. 바로 대퇴사두근인데요. 이번 4교시에서는 이 대퇴사두근에 대해 이야기해보려 합니다.

승모근만큼이나 여성들에게 미움받는 근육이 바로 '앞벅지', 이 대퇴사두근이 아닐까 싶어요. 필라테스 강사들은 종종 "선생님 제 앞벅지 좀 없애주세요"와 같은 살벌한(?) 요청을 받기도 한답니다. 대퇴가 허벅지를 의미한다는 것은 다들 아실 테고, '사두'가 어떤 의미인지 궁금하실 것 같아요. 여기에서의 사두(四頭)는 '네 개의 머리'를 뜻합니다. 근육은 근육인데 머리가 네 개라는 건 무슨 뜻일까요? 먼저 대퇴사두근이 어디에 있는지 확인해 본 다음, 이 네 개의 머리에 대해 알려드리도록 할게요.

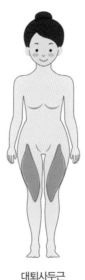

대퇴사두근

[여덟 번째 근육 : 대퇴직근]

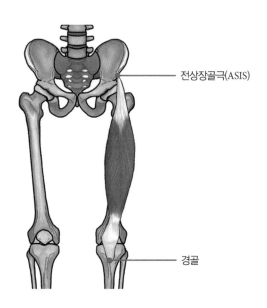

전상장골극(ASIS)

경골

몸은 하나인데 머리는 여러 개인 신화 속의 인물에 대해 들어보신 적 있으시죠? 우리 몸에도 '이두근', '삼두근'과 같이 '머리가 여러 개'라고 표현되는 몇 개의 근육이 있습니다. 근육이란 뼈와 뼈를 연결하는 구조물이고, 뼈와 닿는 지점이 어디냐에 따라 그 근육의 정체성이 결정된다고 해도 과언이 아닌데요. 근육에서 머리가 여러 개라는 뜻은 서로 다른 각각의 근육이 뼈와 붙는 어느 하나의 지점을 공유하고 있다는 뜻이 됩니다. 지금부터 허벅지에 있는 네 개의 근육을 하나씩 소개해 드릴 테니, 이 근육들이 과연 어느 지점을 공유하고 있는지 한번 맞춰보세요.

먼저 대퇴직근(大腿直筋)을 소개합니다. 대퇴직근의 스펠링은 'Rectus Femoris Muscle'입니다. 앞서 2교시 복직근에서 설명했지요? 'Rectus'는 '곧은'이라는 뜻의 라틴어예요. 여기에 '대퇴부의'라는 뜻을 가진 라틴어 'femorális'에서 변형된 'femoris'가 붙으면서 '허벅지에 있는 곧은 근육'이라는 이름이 완성됩니다.

대퇴직근이 뼈와 만나는 부착점 중 한 곳은 무릎 아래에 있는 경골입니다. 다른 한쪽 부착점은 그 유명한 골반의 전상장골극, 'ASIS[1]'에 있어요. 골반 전면부 양쪽 끝에 위치하여 쉽게 손으로 만져지는 부분이라서 운동 시에 언급이 많이 되는 지점입니다.

---

1) 'Anterior Superior Iliac Spine'의 약자예요.

[아홉 번째 근육 : 외측광근] / [열 번째 근육 : 내측광근]

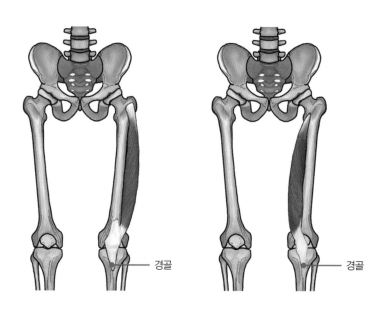

외측광근(外側廣筋)의 스펠링은 'Vastus Lateralis Muscle'이고, 내측광근(內側廣筋)의 스펠링은 'Vastus Medialis Muscle'입니다. 두 근육이 공통적으로 가지고 있는 단어인 'Vastus'는 라틴어로 '광활한, 거대한'의 뜻을 지닌 형용사입니다. 여기에 '측면의'라는 뜻의 라틴어 'laterális', '가운데의'라는 뜻의 라틴어 'mediális'가 붙어 각각 '측면에 있는 거대한 근육', '가운데에 있는 거대한 근육'이라는 뜻이 완성되는 것이죠.

두 근육 모두 거대한 근육인데 위치만 다르게 표기했다고 이해하시면 되겠습니다. 안타깝게도 우리의 희망과는 달리 대퇴사두근은 원래부터 '거대한 근육'이었나 봅니다. '앞벅지'가 커다란 건 어쩌면 당연하고 자연스러운 일인 것이죠.

외측광근과 내측광근이 뼈와 부착되는 지점은 한 곳은 대퇴골의 상단, 다른 한 곳은 무릎 아래 경골입니다. 자, 겹치는 부분을 발견하셨나요?

[열한 번째 근육 : 중간광근]

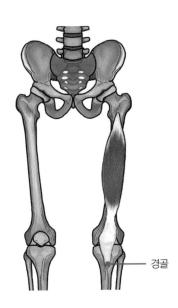

경골

중간광근(中間廣筋)의 스펠링은 'Vastus Intermedius Muscle'입니다. 라틴어 'intermédius'는 '중간의'라는
뜻이고, 'Vastus'는 앞에서 나왔듯 '거대한'이라는 뜻이므로 '중간에 있는 거대한 근육'이라는 이름이 만들
어집니다. 중간광근은 바로 앞에서 다룬 외측광근과 내측광근처럼 대퇴골 상단과 무릎 아래 경골에서 뼈
와 만나는 부착점을 가지고 있습니다.

자, 이렇게 네 개의 근육 소개가 끝났어요. 네 개의 근육이 공통으로 가지는 부착점의 위치는 어디였나
요? 맞아요, 바로 무릎 아래 경골 부분이죠. 이처럼 하나의 공통된 부착점을 가지면서 각기 다른 갈래로
갈라지는 근육의 무리를 '머리가 여러 개'라고 표현해요. 우리가 앞벅지라고 부르는 곳에서는 총 네 개의
갈래가 있으므로 '대퇴사두근'이라는 용어로 부르는 것입니다.

대퇴골 상단과 경골 상단에 부착점을 가지는 대퇴사두근 무리가 활성화되어 수축하면, 무릎을 펴는 움직임이 생깁니다.

"팔에 힘을 빼고, 무릎을 좀 더 펴보세요!"

오픈 레그 로커 동작에서 강사가 이런 큐잉을 준다면 대퇴사두근의 힘이 필요한 순간이겠죠? 이제 대퇴사두근을 드로잉 해본 후에 우리는 다음 필라테스 동작으로 넘어갈게요.

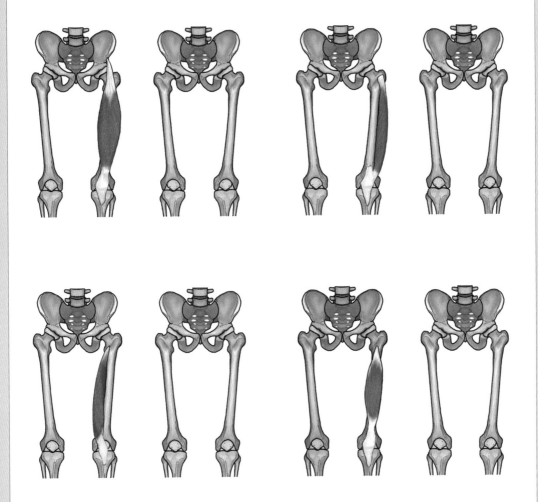

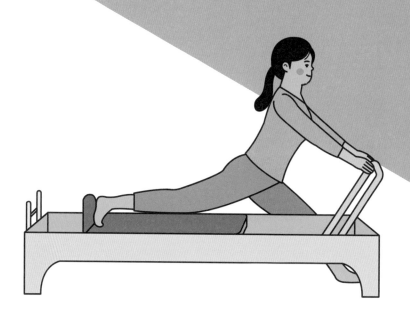

Pilates
Lesson

5교시

회원님 어깨
끌어내리세요

[필라테스 동작]

스파인 스트레치 포워드(Spine Stretch Forward)

양쪽 다리를 앞으로 쭉 뻗고 앉아 허리를 곧게 폅니다. 두 발은 플렉스로 만들고, 양팔은 '앞으로 나란히' 상태로 올려주세요. 호흡을 크고 깊게 마신 다음, 손을 앞으로 계속 뻗으면서 천천히 몸통을 앞으로 숙입니다. 최대한 끝까지 내쉰 다음, 천천히 숨을 마시면서 처음의 자세로 돌아와 바르게 앉습니다. 이렇게 하면 동작 1회입니다. 이 동작을 5회 반복해 주세요.

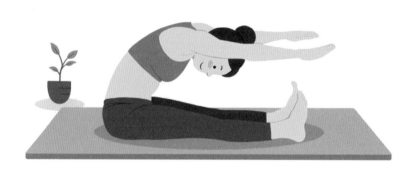

강사들에게는 '큐잉을 참기 힘든' 몇 가지 순간들이 있어요. 그중의 하나가 바로 회원님의 어깨가 잔뜩 올라가 있는 순간인데요. 그냥 넘어가도 괜찮다는 걸 알면서도, 잔뜩 올라간 어깨를 보면 왠지 당장 내려드리고 싶은 마음이 간절해집니다. 이론적으로만 보아도 파워하우스 힘이 약한 필라테스 초보자의 경우 자꾸 어깨가 경직되는 것이 오히려 당연합니다. 지금 당장 해결할 수 있는 문제가 아니죠.

스파인 스트레치 포워드 동작은 척추를 앞의 방향으로 스트레치 하려는 뚜렷한 목표가 있는 운동이에요. 하지만 잔뜩 긴장된 상부 승모근을 보면 척추 이야기를 하기도 전에 이런 큐잉을 자꾸만 반복하게 돼요.

"회원님 어깨 끌어내리세요."
"회원님 어깨에 힘 푸세요."

이번 5교시에서는 강사들의 '큐잉 본능'을 자극하는 승모근과 광배근에 대해 이야기해 보겠습니다. 먼저 그림으로 두 근육의 위치를 보여드리려고 해요. 아래의 그림에서 왼쪽 앞뒤의 모습이 승모근이고, 오른쪽의 뒷모습이 광배근을 나타낸 것입니다. 승모근은 우리가 '등'이라고 생각하는 곳의 윗부분을, 광배근은 아랫부분을 담당하고 있는 것처럼 보이지 않으세요? 그럼 실제로도 그런 역할을 하고 있는지 한번 확인해 보겠습니다.

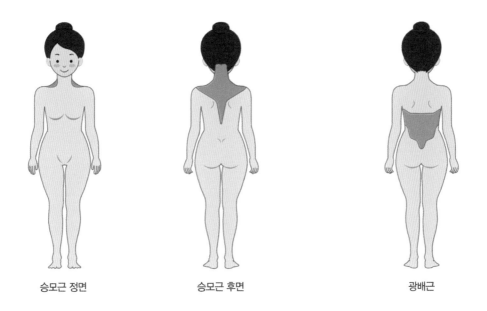

승모근 정면   승모근 후면   광배근

[열두 번째 근육 : 승모근]

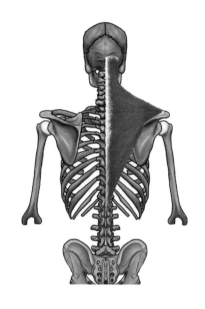

승모근(僧帽筋)의 스펠링은 'Trapezius Muscle'입니다. 라틴어 'trapézius'는 '사다리꼴의'라는 뜻이라고 해요. 옆의 그림에는 오른쪽 승모근만 그려져 있지만, 왼쪽 승모근도 그려져 있다고 상상해 보면 사다리꼴 모양이 떠오를 거예요. 승모근은 하나의 근육이지만 위쪽과 아래쪽의 기능이 조금 달라요. 그래서 위에서부터 삼등분하여 상부 승모근, 중부 승모근, 하부 승모근이라고 부릅니다. 상부는 어깨를 올리는 움직임을 담당하는 반면 하부는 반대로 어깨를 내리는 역할을 담당하고 있어요.

아무리 크기가 크다고 해도 하나의 근육이 정반대의 역할을 맡는 경우가 흔한 일은 아닙니다. 그래서 한 동작에 상부 승모근은 이완시키고 하부 승모근은 수축시키라는 큐잉을 드리면서도 혹시 모순적인 느낌으로 다가가지는 않을까 염려될 때가 있지요. 실제로 이 책을 쓰기 위해 설문을 진행했는데, "어깨를 올리지 말라는 큐잉이 이해하기 어렵고, 지적받는 것 같았다"라는 사례를 보기도 했습니다.

'나는 그저 큐잉대로 팔을 올리고 있을 뿐인데, 자꾸 나보고 어깨에 힘을 주고 있다니...
그럼 어깨에 힘을 빼고도 팔을 들고 있을 수 있다고?'

회원님의 입장에서는 이렇게 생각할 수 있을 것 같아요. 하지만 강사들의 진짜 의도는 하부 승모근과 함께 아래의 근육을 강화하려는 것이랍니다.

[열세 번째 근육 : 광배근]

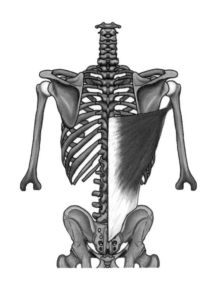

광배근(廣背筋)의 스펠링은 'Latissimus Dorsi Muscle'입니다. 라틴어 'lātus'는 '넓은, 광대한, 우람한'이라는 뜻이고, 'dorsum'은 '등'이라는 뜻의 단어예요. 두 단어를 합쳐보면 '넓은 등 근육'이라는 이름이 완성되겠죠?

등의 하부에 넓게 펼쳐진 광배근이 하는 일은 '팔을 몸 쪽으로 가까이 당기는 것'이에요. 앞으로 올린 팔을 내려주고, 옆으로 벌린 팔을 모아주고, 안으로 말린 어깨를 열어서 뒤로 넘기는 것이 모두 광배근의 역할에 해당하죠. 광배근은 이렇게 혼자 많은 일을 담당하지만 그중에서도 핵심적으로 맡은 일이 있어요. 그것은 바로 하부 승모근이 하는 일이었던 '어깨 끌어내리기'랍니다.

스파인 스트레치 포워드 동작에서 양팔을 앞으로 내밀고 몸통을 숙이기 시작하면 척추와 주변부 근육들이 견뎌야 하는 중력의 힘이 갑자기 몇 배 혹은 몇십 배로 커지기 시작합니다. 그 중력을 견디기 위해 주변부 근육들이 급작스럽게 활성화되면서 자꾸 어깨가 결리는 느낌이 들고, '담이 올 것 같은' 느낌이 드는 거예요. 그래서 강사들은 회원님들이 중력을 견딜 때 작은 상부 승모근만 사용하기보다는 아래의 넓고 두꺼운 하부 승모근과 광배근을 사용하길 권하는 것이죠.

어깨에 힘을 빼라는 큐잉, 어깨를 끌어내리라는 큐잉, 귀와 어깨가 멀어지라는 큐잉. 모두 비슷한 맥락으로 이해해 볼 수 있습니다. 그럼 이제 승모근과 광배근을 드로잉 해보고 우리는 다음 필라테스 동작으로 넘어가도록 할게요.

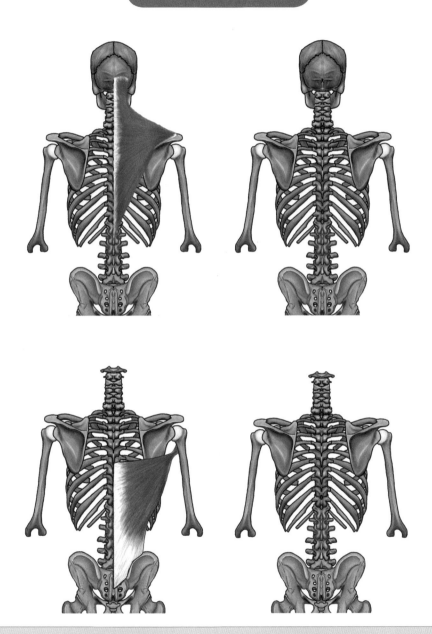

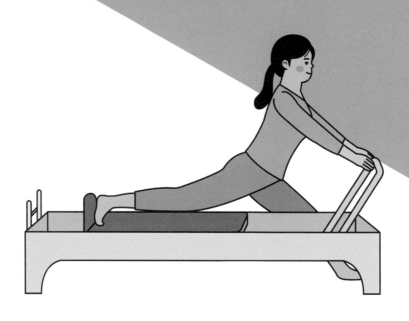

Pilates
Lesson

6교시

\

회원님 팔을 양옆으로
길게 뽑아낼 거예요

[필라테스 동작]

쏘우(Saw)

양쪽 다리를 앞으로 쭉 뻗고 앉아주세요. 두 다리 사이의 간격을 어깨너비보다 넓게 만듭니다. 양발은 플렉스로 하여 종아리와 허벅지의 뒷면이 기분 좋게 스트레칭 되는 것을 느껴보세요. 이제 양팔을 옆으로 나란히 상태로 올립니다. 호흡을 천천히 마시며 양팔과 몸통을 오른쪽으로 돌린 다음, 상체를 숙여서 왼손과 오른발이 만나게 해주세요. 이때 오른팔은 곧게 뻗은 채로 왼팔과 정반대 방향으로 멀리 밀어냅니다. 천천히 올라오며 다시 양팔을 옆으로 나란히 상태로 만들어주세요. 반대 방향도 동일하게 진행하며 이 동작을 왕복 세 번 반복합니다.

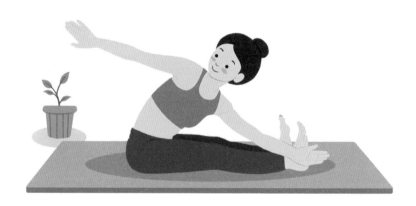

쏘우 동작은 스파인 스트레치 포워드 동작만큼이나 "어깨 끌어내리세요"라는 큐잉이 자주 나오는 동작이에요. 양팔을 옆으로 나란히 한 상태에서 셋업[1] 시간이 몇 초만 길어져도 회원님들은 속으로 이런 생각을 할 거예요.

---

1) 동작의 준비 자세를 말해요.

'내 팔이 이렇게나 무거웠나...'

게다가 양쪽 팔을 마치 선을 그은 것처럼 일직선으로 연결하라는 둥 팔을 양쪽으로 뽑아내라는 둥 강사의 큐잉은 점점 살벌해지죠. 5교시에서 배운 승모근과 광배근을 생각하면 '어깨 힘을 푸는 방법'을 조금 알 것 같기도 한데, 이번에는 팔을 옆으로 뻗으니 또 다른 느낌이 들 수도 있겠죠.

셋업 자세에서 10초 정도만 머물러 보면 이번 동작에서 핵심적인 근육이 어디인지 확실히 느낄 수 있을 거예요. 많은 회원님이 '어깨 뽕'이라고 말하는 근육, 바로 삼각근이랍니다. 우선 삼각근의 위치를 보여드린 후에 자세히 근육에 대해 소개해 드릴게요.

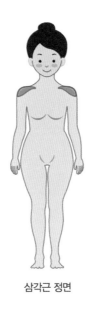 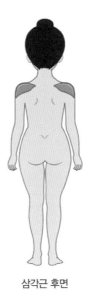

삼각근 정면   삼각근 후면

[열네 번째 근육 : 삼각근]

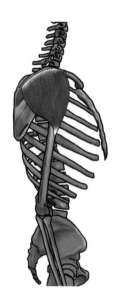

삼각근(三角筋)의 스펠링은 'Deltoid Muscle'이고, '델토이드 머슬'이라고 읽습니다. 'delta'는 라틴어로 '삼각주[2]'를 뜻하는데, 원래 그리스 문자인 델타의 모양(Δ)이 삼각형처럼 생겨서 이름이 붙여진 것으로 보입니다. 번역하면 '삼각형 모양 근육'이라는 의미가 돼요.

삼각근은 마치 제복의 견장처럼 어깨를 앞, 뒤, 옆에서 감싸고 있는 듯한 형태를 가지고 있습니다. 부착점을 가지는 뼈가 여러 개입니다. 그래서 하나의 근육임에도 불구하고 어깨 관절(팔)의 온갖 움직임에 전부 관여하고 있어요. 심지어 위치에 따라 정반대의 기능을 하기도 합니다. 삼각근의 앞쪽은 팔을 앞으로 올리는 것을 담당하는 반면, 삼각근의 뒤쪽은 올려진 팔을 내리는 역할을 담당합니다. 또한 앞쪽이 어깨

---

2) 三角洲. 하천이나 바다 또는 호수와 만나는 하구에 퇴적물이 오랫동안 쌓여 만들어진 평평한 지형을 말해요. 대부분 삼각형 모양이에요.

를 안으로 말아주는 역할을 한다면 뒤쪽은 어깨를 바깥으로 활짝 여는 역할을 하지요.

쏘우 동작에서 양팔을 들어 올리고, 바깥으로 보냈다가, 양쪽으로 밀어내고, 다시 안쪽으로 가져오는 이 복잡한 움직임 속에 삼각근은 그야말로 자기 기량을 맘껏 뽐낼 수 있습니다. 강사의 큐잉대로 양팔을 반대 방향으로 계속 밀어내다 보면 상부 승모근의 불필요한 긴장이 서서히 사라지고 '삼각근이 팔을 단단히 잡아주는 느낌'을 느낄 수 있을 거예요. 삼각근이 강화될수록 쏘우 동작에서는 팔이 가볍게 느껴지는데요. 반대로 아직 삼각근이 충분히 강하지 않다면 셋업 자세부터 이미 어깨의 견장 부분이 활성화되어 따뜻해지는 것을 느낄 수도 있어요.

그럼 이제 삼각근을 드로잉 해보고 우리는 다음 필라테스 동작으로 넘어가도록 할게요.

필라테스로 배우는
근육의 세계

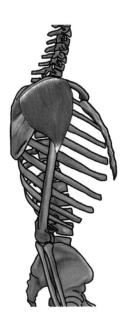
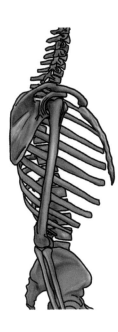

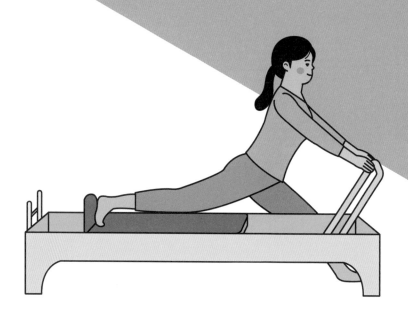

Pilates
Lesson

7교시

회원님 허벅지로
미니볼 터트릴게요

[필라테스 동작]

숄더 브릿지(Shoulder Bridge)

천장을 보고 누워서 무릎을 산 모양으로 세웁니다. 두 발과 무릎 사이는 어깨너비 정도로 만들어주세요. 천천히 호흡을 마시면서 엉덩이를 살짝 들어 올립니다. 이제 무릎 사이에 말랑한 미니볼[1]이 하나 끼워져 있다고 상상하면서 그 공을 꽉 누르기 시작해 볼게요. 공을 터트리려고 하는 것처럼 세게 누르는 힘을 유지해 보세요. 호흡을 천천히 내쉬면서 엉덩이를 내려놓습니다. 이렇게 골반을 들어 올리고 내리는 동작을 나섯 번 정도 반복해 주세요.

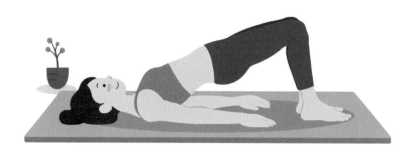

필라테스 강사들이 사용하는 큐잉 중에 이번 7교시의 제목처럼 '상상하게 만드는' 큐잉을 이미지 큐잉이라고 합니다. 장황한 개념 설명보다 하나의 예시가 훨씬 직관적으로 다가올 때가 많지요.

"안쪽 허벅지를 강하게 조이세요."

---

1) 소도구인 미니볼은 지름이 20cm 정도 되는 매우 말랑말랑한 공이에요.

만약 여러분의 필라테스 강사가 이렇게 말하면 회원님들은 어리둥절해질 수 있어요.

'안쪽 허벅지를 조이라고? 어떻게?'

이때 '말랑한 미니볼'이라는 상상 속 대상이 동작 이해도를 순식간에 높여주는 부스터 역할을 하게 됩니다. 실제로 필라테스 레슨에서 미니볼을 사용해 본 적이 있다면 금상첨화겠죠.

7교시에서 소개하는 숄더 브릿지 동작처럼 골반을 고정한 채로 무릎의 간격을 조일 때 주로 사용되는 근육이 바로 '안쪽 허벅지 근육', 즉 내전근입니다. 내전근은 사실 세 종류의 근육을 하나로 묶어서 칭하는 말인데, 근육들의 기능이 같으므로 움직임을 다루는 필라테스 영역에서는 그냥 하나의 묶음으로 기억해도 충분합니다. 일단 세 근육을 모두 겹쳐놓은 이미지를 보여드린 후에 각각의 근육에 대한 자세한 설명을 이어가도록 하겠습니다.

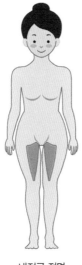 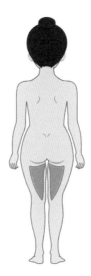

내전근 정면   내전근 후면

[열다섯 번째 근육 : 장내전근]

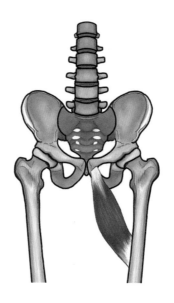

장내전근(長內轉筋)의 스펠링은 'Adductor Longus Muscle'입니다. 앞 단어인 'Adductor'는 'Adduction(내전[2])을 하는 주체자'라는 뜻인데요. 이렇게 명사 뒤에 '–er'이나 '–or'이 붙어서 '~을 하는 사람'이라는 뜻으로 바뀌는 건, 영어권에서 흔한 일이죠. 예를 들어 'teach'는 '가르치다'라는 뜻인데 뒤에 '–er'이 붙어서 'teacher'가 되면 '가르치는 사람'이 되는 것처럼 말이에요.

라틴어 'addúco'는 '데려오다, 잡아당기다'라는 뜻이고, 'abdúco'는 '데리고 가다, 떼어놓다'라는 의미의 단어입니다. 몸의 중심으로부터 멀어지는 움직임을 'abduction', 반대로 몸의 중심에 가까워지는 움직임을 'adduction'이라고 칭하는 것도 위의 라틴어에서 파생된 것으로 볼 수 있겠습니다. 따라서 'Adductor'는

---

2) 몸의 좌우를 나누는 세로의 가상 중심선에서 바깥쪽으로 벌려지는 것을 외전(外轉), 안쪽으로 모으는 것을 내전(內轉)이라고 해요.

'몸에서 멀어진 부분을 중심부로 당겨오는 존재', 즉 내전근이라는 것을 알 수 있겠죠. 근육 이름 중간에 있는 'Longus'는 라틴어로 '긴, 기다란'의 의미를 지닌 형용사입니다.

정리해 보면 'Adductor Longus Muscle'은 '내전근인데 길이가 긴 근육'이라는 뜻이 됩니다. 이 정도면 근육의 이름이 근육의 모든 것을 설명한다고 해도 과언이 아니죠?

[열여섯 번째 근육 : 단내전근]

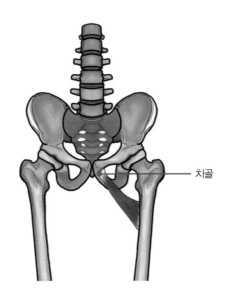

치골

단내전근(短內轉筋)의 스펠링은 'Adductor Brevis Muscle'입니다. 'Adductor Muscle'은 '내전근', 즉 '몸의 중심부로 당겨오는 주체자'라고 바로 앞에서 언급했었는데요. 여기에 긴 것을 의미하는 'Longus' 대신, '짧은'이라는 뜻의 'Brevis'가 붙음으로써 '내전근인데 길이가 짧은 근육'이라는 이름이 완성됩니다.

장내전근과 단내전근의 그림을 부착점 위주로 살펴보면 골반 구조물 중에서도 중앙에 해당하는 치골에 부착점을 가지고 있어요. 또 다른 부착점은 대퇴골 상단의 후면부에 있습니다. 이 근육들이 활성화되면서 수축하면 다리가 몸의 중심 쪽으로(차렷 자세로) 끌어당겨질 수밖에 없겠죠? 미니볼을 조이고 있는 내전근의 모습이 연상되시나요?

[열일곱 번째 근육 : 대내전근]

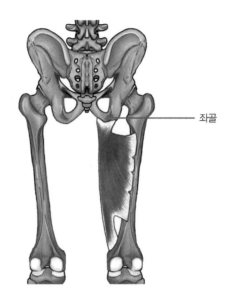

좌골

대내전근(大內轉筋)의 스펠링은 'Adductor Magnus Muscle'입니다. 라틴어 'Magnus'는 '커다란'이라는 뜻을 가진 형용사예요. 대내전근은 앞서 설명한 두 종류의 내전근보다 대퇴골 쪽으로 길고 넓은 부착점을 가지고 있어요. 슬쩍만 보아도 장내전근과 단내전근보다 크기가 훨씬 크지요. 옛날 사람들 눈에도 그리 보여서 대내전근이라고 이름이 붙여진 듯합니다.

대내전근은 앞의 두 내전근과는 달리 치골뿐만 아니라 좌골에도 부착점을 가지고 있어요. 좌골은 치골, 장골, 천골과 함께 골반을 이루는 뼈로써 치골에 비해 훨씬 낮은 위치에서 골반의 밑면을 형성하는 뼈인데요. 치골과 좌골을 모두 고정한 상태에서 세 개의 내전근을 일시에 수축시키면 미니볼은 인정사정없이 찌그러지게 됩니다. 이 동작의 큐잉에서 '골반을 고정하고' 허벅지를 조이도록 한 이유가 여기에 있어요.

내전근 무리를 합쳐서 생각하면 우리 몸 전체를 놓고 보아도 꽤 크고 강한 근육인데요. 그 사실에 비해 우리의 일상에서는 내전근을 강화하는 움직임이 많지 않아요. 그래서 운동을 통해 평소에 사용하지 않는 근육을 단련하는 시간이 필요합니다. '허벅지로 미니볼을 터트리듯이' 동작을 수행하셔서 강한 내전근을 만들어보세요.

그럼 이제 내전근을 드로잉 해보고 우리는 다음 필라테스 동작으로 넘어가도록 할게요.

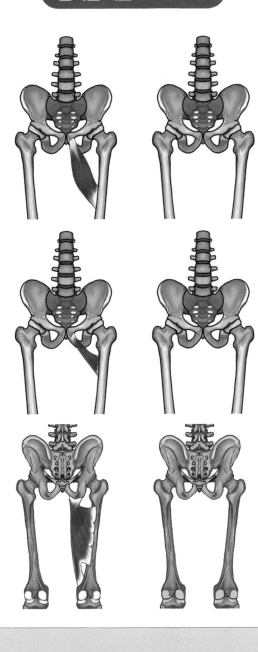

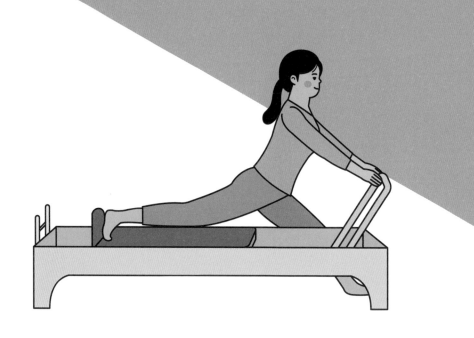

Pilates
Lesson

8교시

＼

회원님 정수리를
천장으로 밀어올리세요

[필라테스 동작]

스완(Swan)

매트 위에 엎드려 양손을 어깨 옆에 내려둡니다. 두 다리는 쭉 뻗어 양쪽 발등이 매트를 살짝 누를게요. 이때 두 다리는 어깨너비 정도로 두겠습니다. 호흡을 마시면서 천천히 고개를 들어 정면을 바라보세요. 몸통의 힘만으로 올라올 수 있는 만큼 올라와주세요. 손은 바닥에 살짝 얹어져 있는 상태입니다. 끝까지 마시면서 팔꿈치를 허리 쪽으로 바짝 붙이고, 정수리는 천장을 향합니다. 호흡을 내쉬면서 천천히 원래의 자세로 돌아옵니다. 이 동작을 3~5회 반복해 주세요.

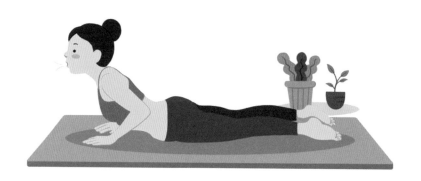

조셉 필라테스는 동물들의 움직임을 주의 깊게 살피는 취미가 있었어요. 그래서 시간이 날 때마다 뉴욕 시내에 있는 동물원에 가서 한참을 사자와 같은 포유류의 움직임을 관찰했다고 합니다. 그래서인지 필라테스 동작에는 동물 이름이 많이 등장하는데요. 매트 운동에서는 Swan(백조), Seal(바다표범) 동작이, 리포머 운동에서는 Elephant(코끼리), Stork(황새) 동작이, 캐딜락 운동에서는 Monkey(원숭이) 동작 등이 있어요. 이번 8교시에서 다루는 스완 동작은, 백조의 움직임에서 영감을 얻은 것이겠죠?

스완 동작에서 가장 많이 받는 질문이 있어요.

"강사님 몸통이 어디까지 올라와야 해요?"

저의 대답은 늘 한결같습니다.

"몸통의 힘만으로 올라올 수 있는 지점까지 올라오세요."

'올바른' 높이에는 정답이 없어요. 사람마다 다르고, 같은 분이라고 해도 그날의 컨디션에 따라 최적의 높이는 계속 달라집니다. 필라테스에서 항상 지켜야 하는 공식 같은 건 애초에 존재하지 않아요.

이렇게 몸통의 힘으로만 올라와서 고개를 들어 올리고 있는 건 생각보다 꽤 불편한 자세인데요. 잘 생각해 보면 평소에 우리가 이런 자세를 하는 일이 거의 없다는 걸 알 수 있습니다. 몸을 앞으로 구부리는 일은 일상에서 너무나 많지만, 엎드려서 몸을 뒤집는 행위는 거의 할 일이 없지요.

재미있게도 이 어색하고 힘든 자세는 우리 모두 어린 시절에 많이 해보았던 자세인데요. 보통 이 시기를 '배밀이 시기'라고 합니다. 엄마 배에서 나와 몇 달간 잔뜩 웅크려 있던 아기는 어느 순간 '뒤집기'를 시도하고, 뒤집기에 성공해서 엎드릴 수 있게 되면 팔다리를 바닥에서 들어 올리는 행동을 반복합니다. 처음에는 조금만 시간이 지나도 낑낑거리며 힘들어하지만 점차 버티는 시간이 길어지게 되죠. 그러다가 어느 날에는 기어 다닐 수 있게 되고, 또 어느 날에는 스스로 앉을 수 있게 되고, 태어난 지 12개월쯤이 되면 드디어 걷기 시작합니다. 몸통의 힘만으로 가슴팍을 바닥에서 들어 올리고 있는 이토록 작은 움직임이 인체를 기립(起立) 시키기 위한 '기립근 준비 운동'이라는 것을 이해한다면 스완 동작이 더욱 재미있게 느껴질 거예요.

척추기립근에 해당하는 근육은 참으로 많지만 여기에서는 기립근 무리 중에 가장 유명한 다열근과 나머지 척추기립근으로 나누어 설명해보려 합니다. 우선 척추기립근을 모두 겹쳐놓은 이미지를 보고 나서 각각의 근육을 살펴보겠습니다.

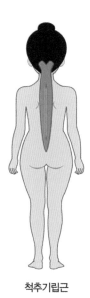

척추기립근

[열여덟 번째 근육 : 다열근]

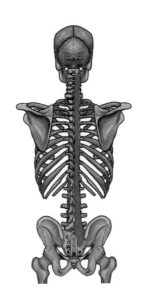

다열근(多裂筋)의 스펠링은 'Multifidus Muscle'입니다. 라틴어 'multífidus'는 '많은'이라는 뜻의 'multus'와 '갈라지다'라는 뜻의 'findo'의 합성어로, 두 단어를 합치면 '여러 갈래로 갈라진 근육'이라는 이름이 완성됩니다. 다열근은 두개골과 경추, 흉추, 요추, 그리고 골반의 천골에 이르기까지 수없이 많은 부착점으로 척추를 꽁꽁 싸매고 있는 모양이에요. 척추뼈 사이사이를 그물처럼 촘촘히 지나며 스물세 개의 자잘한 척추뼈들을 '척추'라는 하나의 구조물로 만들어주는 셈이죠.

여러 갈래로 여러 뼈에 부착점을 가지다 보니 다열근은 몸통을 비트는 움직임이나 몸통을 옆으로 기울이는 움직임 등 여기저기에 사용됩니다. 하지만 지금 우리가 배우고 있는 스완 동작에서의 다열근은 '몸통의 힘만으로 올라와 정수리를 천장으로 밀어올리고 있는 것[1]'에 최선을 다하게 됩니다.

---

1) Trunk Extension, 몸통 신전을 말해요.

[열아홉 번째 근육 : 척추기립근]

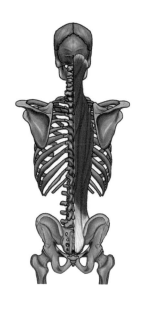

혹시 직물(원단)을 튼튼하게 만들려면 어떤 방법을 쓰는지 알고 계시나요? 네, 촘촘하게 직조하면 됩니다. 이렇게 치밀하게 짜진 원단끼리 이어 붙일 때 내구성이 좋게 바느질하려면 어떻게 해야 할까요? 맞아요. 촘촘하게 여러 겹으로 겹쳐서 하면 됩니다. 척추기립근은 수십여 개 근육의 모임입니다. 그중에 어떤 것은 다열근과 같이 하나의 척추뼈와 바로 옆의 척추뼈를 연결하는가 하면, 어떤 것은 먼 거리에 있는 척추뼈 사이를 연결해서 촘촘하게 여러 겹으로 겹쳐 두툼한 다발의 형태를 만들어 버리죠. 이러한 척추기립근의 길이는 뒤통수 아래부터 꼬리뼈에 이르고, 두께도 상당합니다.

"척추기립근이 이렇게나 두껍다고요?"

간혹 몸통의 횡단면 그림을 보여드리면 이렇게 놀라는 반응을 쉽게 볼 수 있답니다. 아기의 발달 과정에서 거치는 '기립근 준비 단계'는 우리가 이렇게 굵고 튼튼한 근육 무리를 가지고 일어서고, 걷고, 뛸 수 있게 만들어주었습니다. 이제 열심히 뒤집기를 하며 배밀이 자세로 낑낑거리는 아기를 보게 된다면 그 모습이 예전과는 다른 느낌으로 다가올 것 같지요?

그럼 이제 다열근과 척추기립근을 드로잉 해보고 우리는 다음 필라테스 동작으로 넘어가도록 할게요.

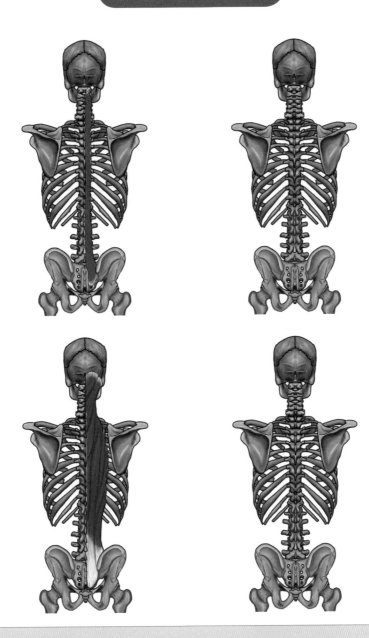

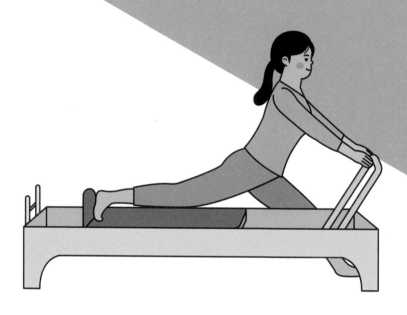

Pilates
Lesson

9교시

회원님 무릎 띄우고 엉덩이를 걷어차세요

[필라테스 동작]

더블 레그 킥(Double Leg Kick)

매트 위에 엎드려 두 무릎을 구부리고 양쪽 뒤꿈치끼리 붙여주세요. 이마를 바닥에 내려두거나 고개를 한 쪽으로 돌려 뺨을 매트 위에 내려두세요. 양손은 허리 뒤에서 맞잡거나 가볍게 포개어 주시면 됩니다. 무릎을 바닥에서 아주 조금만 띄운 다음 뒤꿈치를 엉덩이 쪽으로 세 번 찹니다. 그런 다음 무릎을 펴서 다리를 뻗어 볼게요. 이때 양팔은 모은 채로 발끝 방향으로 길게 스트레칭합니다.

더블 레그 킥은 고유의 리듬을 가진 동작인데요. "킥–, 킥–, 킥–" 이렇게 길게 이어서 큐잉을 드리면 뒤꿈치를 엉덩이 쪽으로 '한 번, 두 번, 세 번' 강하게 당겨주셔야 해요. 바로 이어서 똑같은 리듬으로 스완 동작처럼 상체를 들어 올리며 팔다리를 쭉 뻗게 됩니다. 강사는 "하나, 둘, 셋"이라고 큐잉을 하거나 아니면 이때가 주로 마시는 호흡이므로 "마, 시, 고"와 같이 리듬과 내용을 함께 전달하기도 합니다. 고개를 반대쪽으로 내려놓으며 다시 세 번의 킥을 이어가고 이때 호흡은 내쉽니다. 이제 마시면서 몸통을 들어 올리면 왕복 1회가 됩니다. 이 동작을 왕복 3회 정도 반복해 주세요.

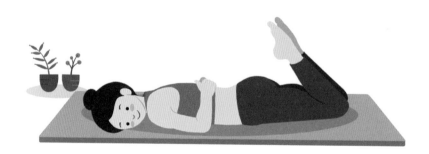

강사들 사이에서 설왕설래가 많은 동작이 몇 가지 있는데요. 더블 레그 킥도 그중 하나입니다. 이 동작에서 골반의 모양을 어떻게 두어야 하는지 강사인 고객들과 심층적으로 토론한 적이 한두 번이 아니랍니다. 물론 어떤 동작이든 '이렇게 해야만 한다'는 법칙은 결코 없습니다. 회원님의 몸과 운동 목적에 따라 같은 동작도 전혀 다른 근육을 강화 혹은 이완시킬 수 있지요.

지금처럼 엎드려 있게 되면 회원님은 자신의 골반 모양을 인지하기가 쉬워지는데요. 흔히 강사들이 골반의 전방경사를 '오리 엉덩이', 후방경사를 '처진 엉덩이'라고 부르죠. 여기서 '처진 엉덩이'라는 표현에 저는 동의할 수가 없어요. 왜냐하면 골반을 후방경사 시키면 옆에서 보았을 때 둔근이 활성화되어 애플힙 모양이 되거든요. 처지긴커녕, 흔히 말하는 '화난 엉덩이'가 되어요. 엎드린 상태에서는 애플힙이 만들어지는 동시에 회원님은 매트를 누르고 있는 자신의 치골을 정확하게 느낄 수 있습니다. 이 압력은 동작을 수행할 때 엄청난 기준점이 되는데요. 치골로 매트를 지그시 누르는 힘을 유지하고 있으면 무릎을 조금만 들어 올리려고 시도해도 곧바로 햄스트링이 쓰이기 때문입니다.

햄스트링은 대퇴사두근처럼 비슷한 기능을 하는 여러 근육을 묶어서 부르는 명칭입니다. 스펠링은 'Hamstring'인데 여기서 'Ham'은 좁게는 '오금(무릎 뒤)', 넓게는 '동물의 넓적다리'를 칭하는데요. 우리가 아는 '햄'은 '돼지의 넓적다리'로 만들기 때문에 햄이라고 불리기 시작했다고 합니다. 'String'은 햄스트링을 이루는 근육들이 하나의 건으로 이어지는 부분을 뜻한다고 해요. 우리는 보통 햄스트링을 뒷벅지라고 부르죠?

햄스트링은 세 가지의 근육으로 이루어져 있고, 서로 분리해서 사용할 수 없으므로 세 근육을 하나의 이미지로 이해하셔도 무방합니다. 아래의 그림으로 위치를 확인한 다음 각 근육에 대해 알아보도록 할 게요.

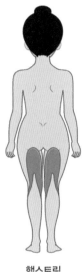

햄스트링

[스무 번째 근육 : 대퇴이두근]

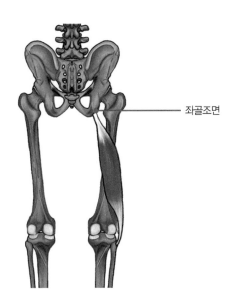

좌골조면

대퇴이두근(大腿二頭筋)의 스펠링은 'Biceps Femoris Muscle'입니다. 라틴어 'bini'는 '두 개의'라는 뜻이고, 이는 현재의 영어에서도 'bi-'라는 접두어가 있을 때 '두 개의-'라는 뜻으로 쓰이고 있지요. 라틴어 'cĕphálĭcus'는 '머리의'라는 형용사이므로 'Biceps'는 '머리가 두 개인'이라는 합성어가 됩니다. 앞서 4교시 대퇴직근에서 보았던 'Femoris'는 '허벅지의, 대퇴의'라는 뜻의 단어였죠. 그리하여 비로소 '머리가 두 개인 허벅지 근육'이라는 이름이 완성됩니다. 근육의 이름은 그 근육의 위치와 형태 심지어 기능까지도 설명해 준다는 사실, 이제 와닿지 않으시나요?

대퇴이두근을 포함한 햄스트링 근육들은 모두 좌골에 부착점을 공유하고 있습니다. 골반이라는 구조물에서 가장 하단에 있는 좌골, 그중에서도 '좌골조면'이라고 부르는 곳이죠. 여러분이 지금 어딘가에 앉아 이 책을 읽고 계신다면 양손을 엉덩이 밑에 깔고 앉아보세요. 뭔가 뾰족한 뼈가 좌우로 하나씩 느껴질 것입니다. 거기가 바로 좌골조면이에요. 대퇴이두근의 다른 부착점은 무릎의 바깥쪽을 지나 종아리의 외측에 있는데요. 이제 하나처럼 보였던 근육에서 하나의 머리가 더 보인다는 것을 발견할 수 있답니다.

대퇴이두근이 활성화되어 수축하면 이렇듯 멀리에 있는 두 부착점이 서로 가까워지는데요. 이때 좌골조면 쪽의 부착점이 고정된 상태라면 엎드린 상태에서는 무릎이 바닥에서 살짝 뜨게 됩니다. 마치 골반에서 종아리를 조종하는 격이 되니 세 번의 강한 킥도 문제없겠죠?

[스물한 번째 근육 : 반건양근] / [스물두 번째 근육 : 반막양근]

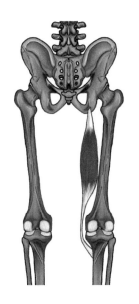 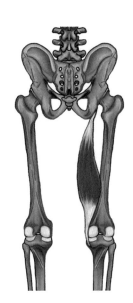

왼쪽에 있는 반건양근(半腱樣筋)의 스펠링은 'Semitendinosus Muscle'입니다. 라틴어 'Semi-'는 '절반'을 뜻하고, 'těnon'은 '건'을 의미하므로 '절반은 건인 근육'을 의미한다고 볼 수 있겠습니다. 다른 햄스트링 근육처럼 좌골조면에 부착점을 가지며 다른 한쪽 부착점은 무릎의 안쪽으로 내려와 종아리 옆에 위치합니다.

오른쪽에 있는 반막양근(半膜樣筋)의 스펠링은 'Semimembranosus muscle'입니다. 앞서 반건양근에서 보았듯이 'Semi-'는 '절반'을 뜻하고, 뒤에 이어지는 단어 'Membranosus'는 '얇은 막'을 뜻하는 'Membrane'에서 파생된 단어로 알려져 있습니다. 반건양근과 마찬가지로 반막양근은 절반에 가까운 면적이 얇은 막으로 이루어져 있다고 해서 이렇게 이름이 붙여진 것으로 보입니다. 영어 'Membrane' 역시 라틴어로 '외피'라는 뜻의 'membrána'로부터 파생된 것으로 추측해 볼 수 있습니다. 반막양근은 반건양근과 마찬가지로 좌골조면에 부착점을 가지며, 다른 부착점은 무릎 안쪽을 지나 종아리에 있습니다.

두 근육 모두 대퇴이두근처럼 수축하면 무릎이 구부러지게 되는데요. 만약 지금 여러분이 엎드려 있고 골반이 후방경사로 고정되어 치골이 매트를 누르고 있다면, 햄스트링 근육들이 수축할 때 어떤 일이 벌어지게 될까요?
그럼 이제 햄스트링 근육을 드로잉 해보고 우리는 다음 필라테스 동작으로 넘어가도록 할게요.

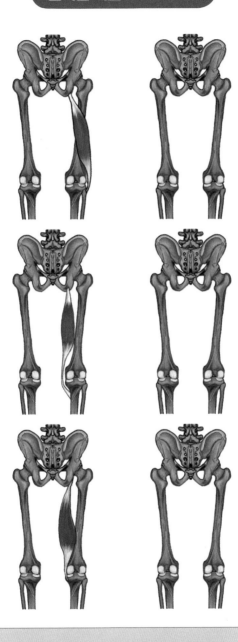

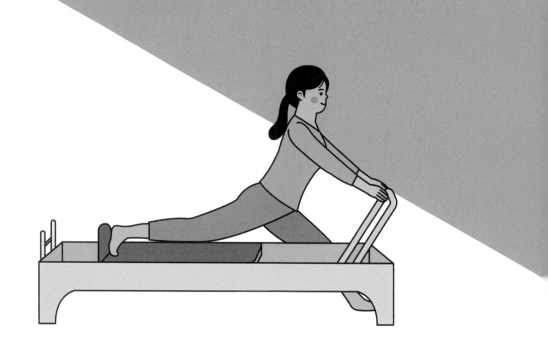

Pilates
Lesson

10교시

\

회원님 골반과 다리를
분리해서 써볼게요

[필라테스 동작]

사이드 킥 시리즈(Side Kick Series) 업 앤 다운(Up & Down)

매트 위에 누워 오른쪽으로 돌아누워 주세요. 오른손으로는 머리를 받치고, 왼손은 복부 앞에 내려둡니다. 두 다리는 포개어서 준비할게요. 이때 왼쪽 다리는 고관절부터 발까지 살짝 외회전 합니다. 동작을 하는 동안 움직이는 다리의 외회전을 항상 유지해 주세요. 이렇게 셋업 자세가 완성되면 왼쪽 다리를 천장 쪽으로 한 번에 차올립니다. 공중에서 잠깐 머무른 뒤 천천히 내려주세요. 다리를 올리는 것이 '하나'였다면, 내리는 것은 '하나, 둘, 셋' 정도의 박자로 움직여 볼게요. 완전히 처음의 셋업 자세로 돌아오면 동작 1회입니다. 이 동작을 총 6~8회 반복해 주시고 모두 끝나면 반대쪽으로 돌아누워 오른쪽 다리도 똑같이 수행해 보세요.

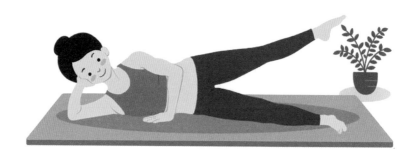

사이드 킥 시리즈는 총 6~8가지 동작이 있어요. 그 가운데 3~4개를 골라 수업하는 게 일반적인데요. '업 앤 다운' 동작은 강사들의 우선순위에서 항상 빠지지 않는 것 같습니다. 앞서 5교시에서 "어깨 끌어내리세요"가 강사들이 참기 힘든 큐잉이라고 말했는데, 이번 골반 고정에 대한 큐잉도 참으로 참기 어려운 큐잉에 해당한답니다.

"골반 고정하세요."
"골반 움직이지 마세요."
"골반 흔들리지 않아요."
"골반과 다리를 따로 분리해서 쓰세요."

이 큐잉들은 모두 하나의 메시지를 가지고 있답니다. 사이드 킥 시리즈는 옆으로 편하게 누워 다리를 마구 움직이는 동작으로 오해를 많이 받아요. 특히 유연성이 좋은 여성 회원님들의 경우 이런 질문을 많이 하시기도 하죠.

"이 동작은 안 힘든데 왜 하는지 모르겠어요."
"도대체 이 동작은 어디가 아파야 하는 거죠?"

간략하게 말하자면 이런 경우는 백발백중 '동작 중에 골반이 움직여서 생긴 일'인데요. 골반을 고정한 다음 다시 동작을 수행해 보면 곧바로 깨달음을 느끼시는 경우가 대부분입니다.

"아하! 이거 엉덩이 운동이네요!"

둔근은 세 종류의 근육으로 이루어져 있는데 역시 필라테스 영역에서는 각각의 근육을 따로 움직이거나 발달시키는 것은 불가능하므로 이들을 하나의 이미지로 이해하셔도 무방합니다. 세 종류의 둔근을 겹쳐 놓은 그림을 먼저 본 후에 각 근육에 대해 살펴보도록 하겠습니다.

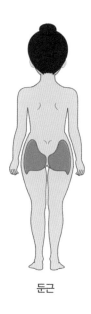

둔근

[스물세 번째 근육 : 대둔근]

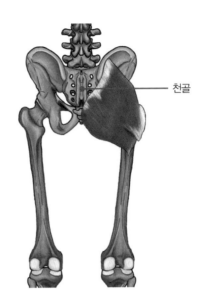

천골

대둔근(大臀筋)의 스펠링은 'Gluteus Maximus Muscle'입니다. 라틴어로 'glutéus'가 둔근, 'máximus'가 '가장 큰'이라는 뜻의 단어이니 연결하면 '가장 큰 엉덩이 근육'이라는 이름이 완성되겠죠?

대둔근의 부착점은 골반 뒤쪽의 천골 주변부와 대퇴골의 바깥쪽 상단인데요. 여기에서 그치지 않고 대퇴골 옆쪽의 '대퇴근막장근'이라 불리는 긴 조직과 연결됩니다. 대둔근과 대퇴근막장근은 흰색의 건 형태로 무릎까지 내려와 경골 전면의 상부에 부착합니다. 우리가 생각하는 엉덩이는 골반 뒤쪽에 국한되지만 실제 대둔근의 범위는 허벅지의 외측면, 심지어 무릎 아래 종아리 앞쪽까지 포함된다는 것이죠.

몸의 중심선에 가까운 천골에서부터 허벅지 옆면을 따라 종아리의 앞쪽까지 길게 연결된 끈을 상상해 보면, 이 근육이 수축했을 때 다리가 바깥으로 벌어지는 움직임이 생긴다는 것을 쉽게 추측할 수 있습니다. 그런데 이때 고정축인 천골의 위치가 앞뒤로 마구 흔들린다면 끈이 제대로 수축하지 못하겠죠.

[스물네 번째 근육 : 중둔근] / [스물다섯 번째 근육 : 소둔근]

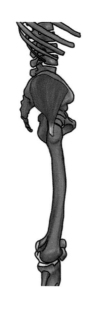 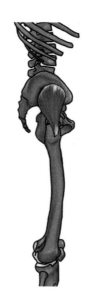

중둔근과 소둔근은 대둔근의 이름에서 크기와 관련된 단어만 변경되어 중둔근은 'Gluteus Medius Muscle', 소둔근은 'Gluteus Minimus Muscle'이라고 읽습니다.

이 두 근육은 대둔근과 함께 다리를 바깥으로 벌리는 움직임을 담당하고 있는데, 그 범위는 몸의 중심선을 기준으로 50도 정도가 일반적이라고 합니다. 대둔근이 고관절의 외회전을 담당한다면 소둔근은 반대로 내회전을 담당하는 식의 차이를 가지고 있는데요. 사이드 킥 시리즈의 동작 하나하나를 살펴보면 세 종류의 둔근을 강화하는 동작들이 전부 포함되어 있으므로, 중둔근이나 소둔근을 단련하기 위한 별도의 동작은 불필요하다고 볼 수 있습니다.

그럼 이제 세 종류의 둔근을 드로잉 해보고 우리는 다음 필라테스 동작으로 넘어가도록 할게요.

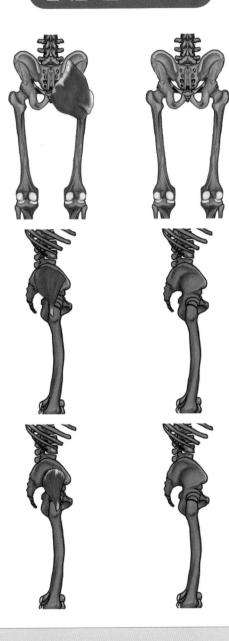

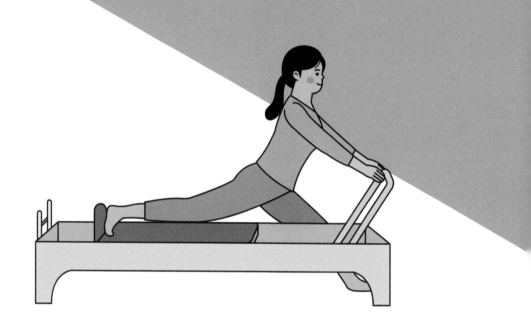

Pilates
Lesson

11교시

╲

회원님 무릎과 발등은
천장을 향해요

[필라테스 동작]

사이드 킥 시리즈(Side Kick Series) 서클(Circle)

매트 위에 누워 오른쪽으로 돌아누워 주세요. 오른손으로는 머리를 받치고, 왼손은 복부 앞에 내려둡니다. 두 다리는 포개어서 준비할게요. 자, 이제 왼쪽 다리를 외회전해 보겠습니다. 왼쪽 다리 전체를 바깥 방향으로 살짝 돌려주세요. 그럼 양발의 뒤꿈치끼리만 닿게 되지요. 이렇게 외회전 상태를 유지하면서 왼쪽 다리를 들어 공중에서 작은 원을 그려볼게요. 한 방향으로 6~8회 정도 원을 그린 후 반대 방향으로 같은 횟수를 반복합니다. 골반을 비롯한 나머지 부분은 최대한 흔들림이 없게 해주세요. 외회전된 왼쪽 다리가 원을 그리는 동안 계속 이 상태가 유지되도록 해보세요. 모두 끝나면 반대쪽으로 돌아누워 오른쪽 다리도 똑같이 수행합니다.

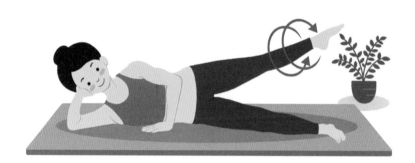

필라테스 레슨에서 가장 많이 나오는 단어 중의 하나가 바로 '정렬'이죠. 몸이 정렬이 되도록 하기 위해 회원님이 옴짝달싹 못 하게 만들면 안 되겠지만 이번 11교시 동작에서만큼은 정렬이 참으로 중요합니다. 고관절에서 무릎의 중앙, 발목의 중앙, 그리고 발등까지의 정렬 말이에요.

전 세계의 수많은 필라테스 협회마다 사용하는 용어가 조금씩 다르긴 하지만, 이러한 다리 전체의 외회전을 보통은 'Wrapping(래핑)'이라고 부릅니다. 큐잉도 "오른 다리 래핑 하세요"와 같이 사용하지요. 통상 가정에서 그릇 위에 덮어씌우는 그 '랩'을 생각하면 돼요.

회원님들에게 조금은 낯설게 느껴질 단어 '래핑'. 그런데 이 래핑에서 사용되는 근육은 여러분이 한 번쯤 들어보았을 만한 굉장히 친숙한 이름일 거예요. 바로 이상근입니다. 각종 SNS에서 흔히 접할 수 있는 '이상근 스트레칭'에서 많이 들어보셨을 것 같아요. 이상근은 고관절 외회전근 무리 중 하나인데요. 엉덩이의 가장 아래 깊숙한 곳에 여섯 개의 작고 짧은 근육들이 옹기종기 모여있답니다. 먼저 고관절 외회전근을 모두 겹쳐놓은 이미지를 본 후에 이상근에 대해 자세히 살펴보겠습니다.

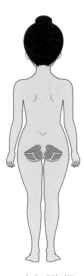

고관절 외회전근

[스물여섯 번째 근육 : 이상근]

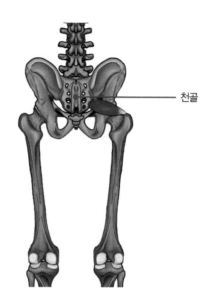

천골

이상근(梨狀筋)의 스펠링은 'Piriform Muscle'입니다. 과일 중 서양의 배를 라틴어로 'pirum'이라고 하는데, 여기에 '모양'을 뜻하는 라틴어 'forma'가 더해져 '서양 배 모양의 근육'이라는 단어가 완성됩니다.
이상근의 부착점은 천골의 안쪽 면과 대퇴골 후면부의 상단에 있습니다. 근육이 활성화되어 수축하면 대퇴골이 바깥쪽으로 회전하게 될 것이란 걸 예상할 수 있죠. 다음에서 다룰 고관절 외회전근 무리도 부착점의 위치와 수축할 때의 움직임이 이상근과 흡사합니다. 그런데 왜 사람들은 이상근만 주목하는 걸까요?

이상근이 이토록 유명해진 이유에는 '이상근 증후군'이라는 대중적인 질환이 있습니다. 허벅지 뒤쪽과 종아리 뒤쪽으로는 좌골신경이라고 부르는 굵은 신경이 지나가는데요. 이 좌골신경이 이상근 옆을 지날 때 이상근 바로 옆으로 딱 붙어있거나, 이상근을 뚫고 지나가는 경우가 많다고 해요. 우리나라 전체 인구에서 대략 17%가 여기에 해당한다고 하니, 대여섯 명 중 한 명은 살면서 이상근 증후군을 경험할 가능성을 가졌다고 할 수 있지요.

이상근과 '얽힌' 좌골신경을 가졌다면, 평소에 이상근을 충분히 사용하고 스트레칭하지 않았을 때 다리 뒤쪽에 각종 불편감을 느끼게 됩니다. 보통은 저림, 통증, 감각 둔화 등이 흔하게 나타나고, 아주 드물게는 허리 통증도 유발해서 허리 디스크와 혼동되기도 합니다. 필라테스 강사들에게는 비교적 흔히 만나는 케이스랍니다.

[스물일곱 번째 근육 : 고관절 외회전근 무리]

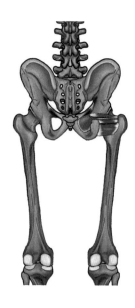

총 여섯 종류의 고관절 외회전근 무리에서 이상근을 제외하면 상쌍자근, 하쌍자근, 외폐쇄근, 내폐쇄근, 대퇴방형근이 남습니다. 이들을 모아놓으면 위의 그림과 같습니다. 이들 모두는 고관절 속에서 대퇴골의 머리 부분이 바깥쪽으로 약간 회전하는 움직임에 기여하고 있지요. 결과적으로 사이드 킥 시리즈에서 꼭 필요한 '래핑'을 유지하는 데 매우 중요한 역할을 하는 근육들이라고 할 수 있지요.

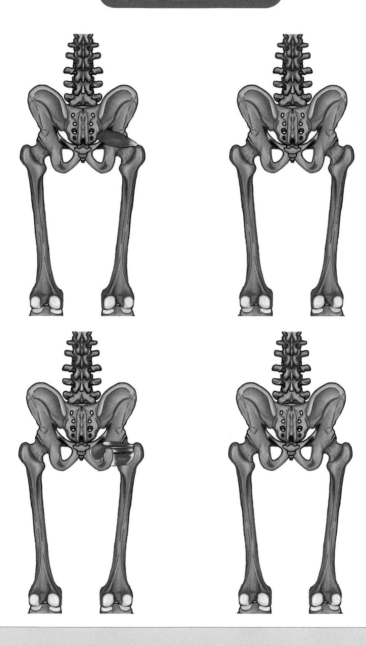

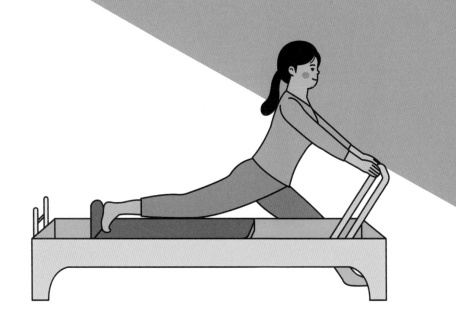

Pilates
Lesson

12교시

회원님 날개뼈 사이를 채워주세요

[필라테스 동작]

레그 풀 프론트(Leg Pull Front)

매트 위에 양손과 양쪽 무릎을 대고 앉아주세요. 무게 중심을 앞으로 이동하면서 다리를 한쪽씩 뒤로 뻗어 발가락과 발볼로 매트를 딛고 무릎을 뗍니다. 옆에서 보았을 때 귀, 어깨, 골반, 무릎, 복사뼈까지가 일직선을 이루게 해주세요. 팔로 지면을 있는 힘껏 밀어내는 느낌으로 버텨봅니다. 팔꿈치 안쪽 부분이 서로 마주 보게 유지해서 팔꿈치와 손목 관절을 보호하겠습니다. 가슴 중앙의 흉골을 등 뒤로 밀어서 날개뼈 사이를 채워 밀어보세요.

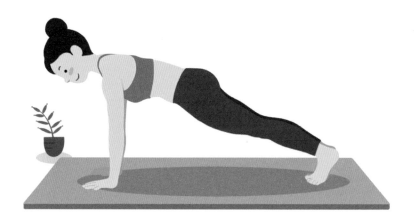

여러분 '플랭크'라는 운동에 대해 한 번쯤은 들어보셨죠? 플랭크와 비슷한 동작이 필라테스에도 있답니다. 이번 12교시에 소개할 '다리를 앞쪽으로 당겨온다'라는 이름의 동작은 여러분이 흔히 알고 있는 이 '플랭크'와 닮은 점이 많아요.

아마 '피트니스의 플랭크와 좀 다른데?'라고 느껴질 수도 있겠습니다. '몸 전체를 일직선으로'라는 큐잉과 '날개뼈 사이를 채우라'라는 큐잉 때문에 말이죠. 분명 코어의 힘으로 버티라는 말인 듯한데, 도대체 여기서 왜 갑자기 날개뼈 이야기가 나오는 것인지 궁금하지 않으셨나요?

이번에는 양팔로 지면을 강하게 밀어낼 때 사용되는 근육인 전거근과 흉근에 대해 이야기해보려 합니다.

먼저 두 가지 근육의 위치를 표시한 그림을 본 후 각각의 근육에 대해 자세히 알려드리도록 할게요.

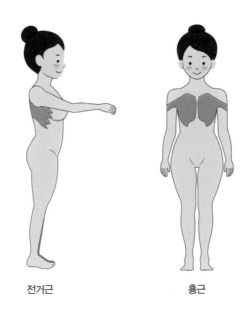

전거근   흉근

[스물여덟 번째 근육 : 전거근]

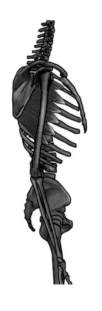

전거근(前鋸筋)의 스펠링은 'Serratus Anterior Muscle'입니다. 라틴어 'serra'는 '톱'이라는 의미이고, 'serrátus'는 '톱으로 잘린'이라는 뜻을 가진 단어라고 합니다. 여기에 '앞의'를 뜻하는 라틴어 'ante'에서 파생된 영어 'anterior'가 붙어서 '톱으로 자른 것 같은'(삐죽삐죽한) 앞쪽의 근육'이라는 이름이 완성됩니다.

이렇게 전거근이 톱니처럼 생긴 이유는 근육이 여러 개의 늑골에 따로따로 부착점을 가지기 때문인데요. 한두 개가 아니라 무려 늑골 아홉 개에 부착되어 있습니다. 다른 쪽 부착점은 날개뼈의 가장 안쪽 부분인데요. 따라서 전거근이 수축하면 날개뼈가 앞으로 밀려 나가게 됩니다. 양쪽 날개뼈가 힘껏 앞쪽으로 밀려 나가면 어떤 일이 일어나게 될까요? 맞아요. 날개뼈 사이의 쑥 들어간 공간이 뒤쪽으로 밀리면서 편평해지게 됩니다.

"날개뼈 사이를 채우세요."

이 큐잉은 전거근의 사용을 유도하는 것이랍니다.

[스물아홉 번째 근육 : 대흉근]

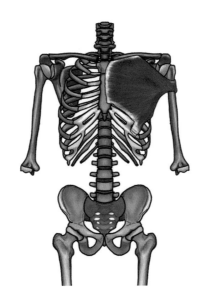

대흉근(大胸筋)의 스펠링은 'Pectoralis Major Muscle'입니다. 라틴어로 'pectus'는 '가슴, 흉곽'을 의미하고, 'major'는 '큰 것'이라는 뜻의 단어예요. 따라서 '가슴에 있는 큰 근육'이라는 이름이 만들어지게 됩니다. 위의 그림에서 알 수 있듯이 대흉근의 한쪽 부착점은 쇄골과 흉골, 늑골에 걸쳐 넓은 범위를 차지합니다. 반면에 다른 쪽 부착점은 팔의 전면부를 지나 뒤로 휘감듯이 주행하여 후면부의 비교적 작은 범위에 있지요. 몸통 쪽 부착점의 위치가 서로 다른 뼈 여기저기에 부착점을 가지기 때문에 수축했을 때의 움직임 역시 다양합니다. 6교시에서 배운 삼각근처럼 말이죠.

레그 풀 프론트 동작에서 양팔로 지면을 강하게 밀어낼 때 어깨는 가슴 안쪽으로 말리게 되는데요. 이때 대흉근은 이 움직임에 핵심적인 역할을 맡게 됩니다. 이 역할 이외에도 대흉근은 몸통에서 멀어져 있는 팔을 몸의 중심으로 모으는 움직임과 팔을 위로 들어 올리는 움직임, 팔을 아래로 끌어내리는 움직임도 수행하고 있습니다.

[서른 번째 근육 : 소흉근]

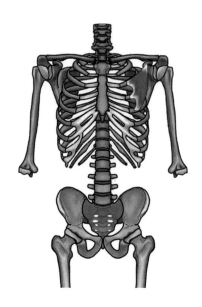

소흉근(小胸筋)의 스펠링은 'Pectoralis Minor Muscle'입니다. 가운데 단어인 'minor'는 라틴어로 '작은'이라는 뜻의 단어예요. 따라서 '가슴에 있는 작은 근육'이라는 단어가 만들어지게 됩니다. 부착점을 여러 종류의 뼈에 가지고 있던 대흉근과는 달리, 소흉근은 전거근처럼(비록 위치가 다르긴 하지만) 갈비뼈와 날개뼈에 각각 부착하고 있습니다. 근육이 수축하면 날개뼈가 가슴 쪽으로 당겨져 오게 되고, 레그 풀 프론트 동작을 수행할 때 날개뼈 사이를 채우는 데 기여하게 됩니다.

그럼 이제 전거근과 흉근을 드로잉 해보고 우리는 다음 필라테스 동작으로 넘어가도록 할게요.

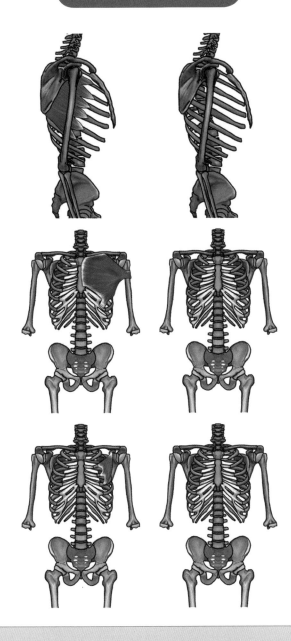

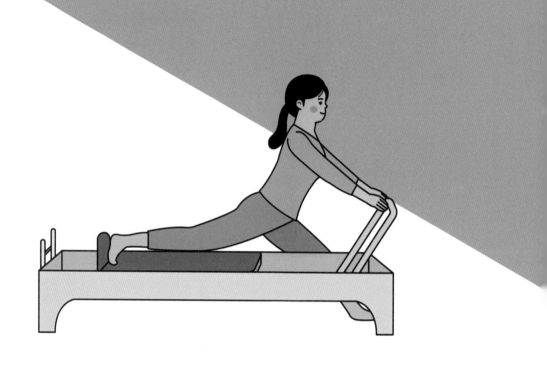

Pilates
Lesson

13교시

＼

회원님 몸통을 엿가락처럼
길게 늘여서 옆으로 넘기세요

[필라테스 동작]

머메이드 스트레치(Mermaid Stretch)

매트에 앉아서 양쪽 다리를 왼쪽으로 모아주세요. 그다음 오른쪽 다리는 양반다리 모양으로 왼쪽 다리는 반대로 구부려 발을 바깥쪽에 둡니다. 왼손으로 왼쪽 발목을 가볍게 잡고 오른팔은 천장을 향해 들어 올려 주세요. 호흡을 깊이 마신 다음 오른손의 손끝을 왼쪽으로 보내면서 몸통 전체를 함께 기울입니다. 호흡을 모두 내쉰 다음 천천히 제자리로 올라오세요. 양팔을 옆으로 나란히 상태로 만들며 호흡을 다시 마십니다. 이번에는 오른쪽 손등을 매트 위에 살짝 얹어두면서 왼팔을 천장 쪽으로 올려 오른쪽으로 기울여 주세요. 호흡을 끝까지 내쉰 다음 천천히 원래의 자리로 올라옵니다. 이렇게 하면 동작 1회입니다. 이 동작을 세 번 반복한 다음 다리 모양을 반대로 바꾸어 다시 세 번 수행합니다.

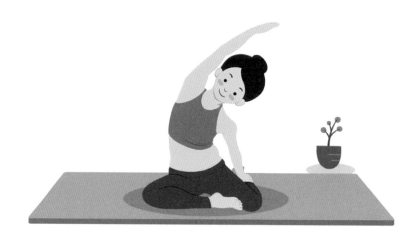

머메이드 스트레치는 동작 이름 그대로 인어처럼 앉아서 몸의 측면을 전체적으로 스트레칭하는 동작입니다.

"옆쪽으로 천천히 내려가세요."

평소에 스트레칭을 전혀 하지 않았던 분들은 이 큐잉에 팔과 고개만 넘기고 몸통은 그대로 계신 경우가 많아요. 이때 강사는 조금이라도 더 스트레치 범위를 확보하기 위해 이런저런 이미지 큐잉을 사용하게 됩니다. 이런 이미지 큐잉은 나라마다 예시가 다르다는 것도 재미있는 부분인데요. 각국의 문화가 드러난다고 볼 수 있지요. 여러분 '엿가락' 다들 아시죠? '엿가락'은 한국인들 사이에서도 세대에 따라 다르게 받아들일 텐데요. MZ 세대 중에서는 실제로 엿가락을 본 적이 없는 분들도 있겠죠? 엿가락을 미국이나 유럽에서는 치즈나 마시멜로와 같은 용어로 표현한다고 합니다.

많은 회원님이 '옆구리 근육'이라고 표현하는 요방형근의 실제 위치는 아래 그림과 같습니다. 실제로는 매우 안쪽 깊숙이 자리 잡고 있어서 평소에 그 존재를 쉽게 느껴보기에는 어려운 근육인데요. 머메이드 스트레치처럼 몸통을 옆으로 기울이는 움직임에서는 요방형근을 제대로 느껴보실 수 있을 거예요.

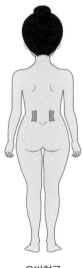

요방형근

115

[서른한 번째 근육 : 요방형근]

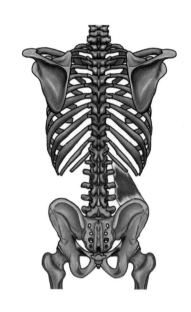

요방형근(腰方形筋)의 스펠링은 'Quadratus Lumborum Muscle'입니다. 라틴어 'quadrátus'는 '직사각형의'라는 뜻이고, 'lumbus'는 '허리'라는 뜻의 단어예요. 따라서 '직사각형 모양의 허리 근육'이라고 이름을 풀이할 수 있죠.

요방형근의 한쪽 부착점은 골반 중에서도 가장 위쪽 끝에 있습니다. 다른 한쪽 부착점은 두 군데로 나누어져 있는데 바로 1~4번 요추와 12번 갈비뼈입니다. 12번 갈비뼈는 모든 갈비뼈 중에 가장 아래쪽에 있는데, 길이도 짧을뿐더러 앞쪽에 늑연골과 연결되지 않고 그냥 떠있는 형태라 바로 위 11번 갈비뼈와 함께 'floating rib', 즉 부유늑골(浮遊肋骨)이라고 불립니다. 골반 윗부분과 요추, 늑골을 연결하고 있는 구조상 요방형근이 수축하면 몸통이 측면으로 기울어지게 되어요. 이와 동시에 기울어지는 근육의 반대쪽 요방형근은 스트레치가 됩니다. 그래서 머메이드 스트레치의 동작 순서는 양쪽 요방형근을 동시에 단련

할 수 있도록 양방향으로 움직이게 설계되어 있어요. 한쪽 요방형근이 강화되는 동안 반대쪽은 자연스럽게 스트레치가 되니 일거양득이죠?

이 동작에서 몸통을 기울이는 정도가 충분하지 않으면 안쪽 깊숙이 위치한 요방형근이 스트레치가 되기도 전에 동작이 끝나버릴 수도 있습니다. 그래서 강사들은 자꾸만 '더' 내려가라는 큐잉을 드리게 되죠. '엿가락'이라는 단어에서 느껴지는 간절함이 회원님들께도 와닿으셨으면 해요.

그럼 이제 요방형근을 드로잉 해보고 이만 필라테스 수업을 마무리하도록 할게요.

필라테스로 배우는
근육의 세계

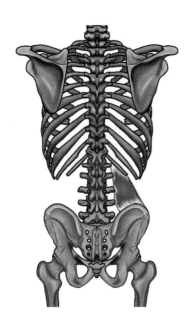
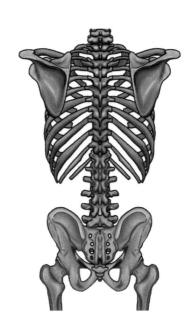

13가지 필라테스 동작으로 알아보는 우리 몸, 31개의 근육

필라테스로 배우는 근육의 세계

초판3쇄발행	2024년 10월 30일
초 판 발 행	2022년 04월 15일
발 행 인	박영일
책 임 편 집	이해욱
저 자	김다은
편 집 진 행	황규빈
표 지 디 자 인	김도연
편 집 디 자 인	김지현
발 행 처	시대인
공 급 처	(주)시대고시기획
출 판 등 록	제 10-1521호
주 소	서울시 마포구 큰우물로 75 [도화동 538 성지 B/D] 9F
전 화	1600-3600
홈 페 이 지	www.sdedu.co.kr
I S B N	979-11-383-2099-3(13510)
정 가	13,000원

시대인은 종합교육그룹 (주)시대고시기획·시대교육의 단행본 브랜드입니다.